Der Beruf der Säuglingspflegerin

Der Beruf der Säuglingspflegerin

Deutsche und englische Säuglingspflege — Die Pflegerinnenschulen Deutschlands — Staatliche Vorschriften für die Ausbildung des Säuglingspflegepersonals — Dienstanweisungen

Von

Professor Dr. L. Langstein
Direktor des Kaiserin Auguste Victoria-Hauses zur Bekämpfung der Säuglingssterblichkeit im Deutschen Reiche

und

Oberarzt Dr. F. Rott
Dirigent des Organisationsamtes für Säuglingsschutz im Kaiserin Auguste Victoria-Hause

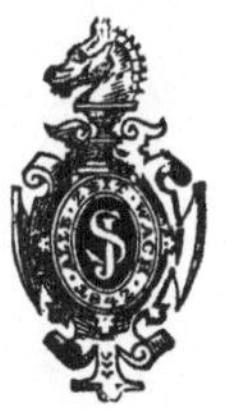

Springer-Verlag Berlin Heidelberg GmbH
1915

ISBN 978-3-662-24339-8 ISBN 978-3-662-26456-0 (eBook)
DOI 10.1007/978-3-662-26456-0

Vorwort.

Zur Aufklärung von Deutschlands Frauen über den wichtigen Beruf der Säuglingspflege, zur Werbung von jungen Mädchen, diesen Beruf zu ergreifen, sind die folgenden Ausführungen niedergeschrieben.

Der Beruf der Säuglingspflegerin ist ebenso wie der der Krankenpflegerin gegründet auf die natürliche Bestimmung des Weibes. Hier müssen die Frauen nicht kämpfen, es den Männern gleichzutun. Hier ist nicht, wie in vielen anderen Berufen der Frau, das Ziel Enttäuschung, Krankheit und Not. Der Beruf der Säuglingspflegerin bringt, wenn er mit Sachkenntnis und Pflichtbewußtsein durchgeführt wird, die schönste Befriedigung. Er gestattet den Mädchen die Sicherung einer unabhängigen Stellung im Leben; er ermöglicht ihnen, falls sie selbst einen Hausstand gründen, die Kenntnisse, die sie erworben haben, zum Segen ihrer eigenen Kinder zu verwerten.

Vielfach blicken heute noch deutsche Frauen auf deutsche Säuglingspflege und diejenigen weiblichen Persönlichkeiten, die sie ausüben, mit Geringschätzung herab. Den Gipfel der Vollkommenheit in der Säuglings- und Kinderpflege sehen sie nur in der englischen Methode. Sie sind der Meinung, daß die körperliche und geistige Pflege der Kinder in idealer Weise gesichert ist, wenn sie einer „Nurse" anvertraut sind. Diese Anschauung ist bedauerlich und falsch. Aus der folgenden Gegenüberstellung von deutscher und englischer Säuglingspflege geht klar hervor, daß die deutsche Art der Ausbildung heute der englischen nicht nur nicht nachsteht, sondern sie vielfach übertrifft. Wir haben es nicht mehr notwendig, unsere Säuglinge von „Nurses" aufziehen zu lassen. Wir können sie beruhigt einer Pflegerin anvertrauen, die ihr Wissen an einer deutschen Pflegeschule erworben hat.

Die Zusammenstellung dieser Schulen soll vor allem den jungen Mädchen und Frauen, die den Beruf einer Säuglingspflegerin ergreifen wollen, eine Hilfe sein, damit sie den richtigen Weg einschlagen. Sie tun dies heute vielfach nicht und wenden Zeit, Mühe und Geld umsonst auf. Sie sollen bei dem Wunsche, Säuglingspflege zu erlernen, sich vor allem klar machen, ob sie sie beruflich in einer Anstalt oder Familie oder für eigene Zwecke betreiben wollen. Um die Säuglingspflege als Beruf zu ergreifen, ist es notwendig, daß die Ausbildung in einer geschlossenen Anstalt erworben wird, und daß die Lernzeit mindestens ½ Jahr beträgt. Eine kürzere Ausbildung gewährt nur halbes Wissen; es ist dringend davon abzuraten, die Säuglingspflege in Anstalten erlernen zu wollen, die eine kürzere Ausbildungsdauer als ½ Jahr zur Erlernung der Säuglingspflege in der Familie ansetzen. Wer den Beruf in einer Anstalt ausüben will, der muß sich länger ausbilden, zumindest 1 Jahr, womöglich 2 Jahre. So ausgebildete Mädchen können nicht nur Stellungen in Säuglingsheimen und Säuglingskrankenhäusern erhalten, sie können späterhin auch den Beruf der Säuglingsfürsorgerin oder Kreisfürsorgerin ausüben, der namentlich auf dem Lande zur Bekämpfung der Säuglingssterblichkeit von größter Wichtigkeit ist.

Frauen, die die Säuglingspflege beruflich ausüben, leisten dem Vaterlande den größten Dienst; denn nichts ist angesichts der schweren Verluste von Tausenden blühender Menschenleben wichtiger als unserem Vaterlande seinen Nachwuchs zu erhalten und gesund großzuziehen; denn Deutschlands Jugend ist Deutschlands Kraft.

Charlottenburg, im Juni 1915.

Langstein. Rott.

Inhaltsverzeichnis.

I. Deutsche und englische Säuglingspflege.

Nicht nur auf den Schlachtfeldern wird sich das Schicksal der in diesem gewaltigen Kampfe miteinander ringenden Völker entscheiden. Neben vielem anderen, das hier nicht in den Kreis der Erörterungen gezogen werden soll, wird von maßgebender Bedeutung für die Entwicklung der Nationen nach dem Kriege sein, ob es ihnen gelingen wird, ihre Volkskraft zu erhalten und zu mehren; um es schärfer auszudrücken: eine gewaltige Rolle, ja ich möchte fast meinen, eine Hauptrolle wird die Durchschlagskraft der Bestrebungen zum Schutze jener Lebensperiode spielen, in der die Bedrohung durch Tod und Krankheit am größten ist: des Säuglingsalters. Es ist für Deutschlands Bestrebungen auf dem Gebiete der Säuglingsfürsorge lehrreich und auch von praktischem Nutzen, die Maßnahmen zu betrachten, die unsere Gegner, Rußland, Frankreich und England, bisher getroffen haben, um ihren Nachwuchs zu erhalten.

In Rußland ist die Säuglingssterblichkeit eine außerordentlich hohe; sie beträgt durchschnittlich über 20%. Im allgemeinen erschöpfen sich die Gründe dafür in dem kulturellen Tiefstand dieser Nation. Die Säuglingsfürsorge steht erst im Anfang. Zum Teil lehnt sie sich an deutsche und französische Muster an. Das System der Findelhäuser wird nachdrücklich in den Vordergrund gestellt. Trotz der großen Sterblichkeit vermehrt sich das russische Volk in ungeheurer Weise durch den Überschuß an Geburten. Von dem Gespenst des Geburtenrückganges, das schon lange vor diesem Kriege Frankreich zu zerfleischen begonnen hat und das leider auch in Deutschland umzugehen beginnt, ist in Rußland keine Rede. Der Geburtenüberschuß bedingt, daß trotz der großen Sterblichkeit und trotz mangelnder Fürsorgemaßnahmen mit einem rapiden Wachsen der russischen Bevölkerung zu rechnen ist.

Ganz anders steht es in Frankreich. Frankreich hat den Ruhm, schon vor vielen Jahren eine mustergültige Säuglingsfürsorge organisiert zu haben. Ja, man wird stets anerkennen müssen, daß die deutsche offene Säuglingsfürsorge französischem Muster nachgebildet ist. Aber trotz der hervorragenden Leistungen auf diesem Gebiete ist Frankreich durch die Abnahme seiner Volksvermehrung vom Untergange bedroht. Das verhängnisvolle Ein- und Zwei-Kindersystem bringt die Bevölkerung allmählich, aber sicher auf den Aussterbestand. Die französische Säuglingsfürsorge hat zu spät eingesetzt und ist nicht mehr imstande gewesen, die Verluste durch den mehr und mehr um sich greifenden Geburtenrückgang auszugleichen. So ist dieser Krieg für Frankreich von viel einschneidenderer Bedeutung als für die anderen Nationen.

England hat eine relativ geringe Säuglingssterblichkeit. Die Statistik lehrt, daß hier nur ungefähr 10 bis 12 von 100 geborenen Kindern sterben. England steht also, soweit man diese Statistik als beweiskräftig gelten lassen will, bei weitem günstiger da als Deutschland. Denn unser Vaterland hatte bis vor nicht zu langer Zeit eine Säuglingssterblichkeit von fast 20%, und erst die Jahre 1912 und 1913 haben uns günstigere Ziffern gebracht, etwa 15%. Es fragt sich, worin diese günstige Stellung Englands begründet ist. Verfügt das Inselreich etwa schon länger über so ausgezeichnete, bewährte Einrichtungen des Säuglingsschutzes, wie sie in Deutschland geschaffen sind? Ohne in irgendeiner Weise in meinem Urteil beeinflußt zu sein, darf ich aussprechen, daß das, was England zum Schutze der bedrohten Säuglingswelt tut, in Art und Menge weit hinter dem zurücksteht, was Deutschland leistet. Englands günstigere Stellung in bezug auf die Erhaltung seines Nachwuchses dürfte mit besseren klimatischen Verhältnissen, mit der geringeren außerhäuslichen Erwerbstätigkeit der Frauen und vielleicht auch mit einer weiteren Verbreitung des Stillens zu erklären sein. Eine absolut befriedigende Erklärung läßt sich aber nicht geben. Keller, der an Ort und Stelle den englischen Säuglingsschutz studiert hat, hegt sogar Zweifel an der Richtigkeit der wenigstens in früheren Jahren veröffentlichten Statistiken, die jedenfalls nicht im entferntesten den gleichen Anspruch auf Zuverlässigkeit erheben können wie die in Deutschland berechneten. Immerhin wird in England die Notwendigkeit betont, trotz der anscheinend günstigen Lebensverhältnisse des Säuglings den

Säuglingsschutz zu verstärken, da der Geburtenrückgang auch dort in bedenklicher Weise Einfluß gewinnt.

Ist auch der Säuglingsschutz in England nicht annähernd so weit gediehen wie in Deutschland, so muß ich doch hervorheben, daß in mancher Beziehung Lobens- und Nachahmenswertes geschaffen worden ist. Die Bedeutung nämlich, die die Aufklärung der Massen für die Säuglingsschutzbewegung hat, wurde von maßgebender Seite in England frühzeitig betont. In der Erkenntnis, daß nicht nur soziale Mißstände, nicht nur Armut und Wohnungsnot, sondern in ganz hervorragendem Maße die mangelhafte Kenntnis weiter Bevölkerungsschichten, wie ein Säugling aufzuziehen ist, an der großen Sterblichkeit und den bedeutenden Erkrankungsziffern des Kindes Schuld trägt, hat man sich in England frühzeitig bemüht, die Lehre von der Säuglingshygiene ins Volk zu tragen. Die „School for Mothers", die Mutterschule, spielte in England stets eine große Rolle; ja wir begegnen in England zuerst dem Bestreben, die Säuglingspflege als Unterrichtsgegenstand in den höchsten Klassen der Mädchenschule einzuführen. Diesem Vorgehen stehen leider bei uns zum großen Schaden der Sache die maßgebenden Persönlichkeiten immer noch ablehnend gegenüber, obwohl das Kaiserin Auguste Victoria Haus sich in Wort und Schrift seit Jahr und Tag für den Unterricht der jungen Mädchen in Säuglingspflege einsetzt und auch in praktischer Arbeit gezeigt hat, daß die Belehrung fruchtbringend ist. Mit der richtigen Erkenntnis von der Notwendigkeit, möglichst viele Persönlichkeiten in der Säuglingspflege auszubilden, um das Wissen allgemein zu machen, hängt es wohl auch zusammen, daß in England zuerst Schulen für Säuglingspflegerinnen ins Leben gerufen wurden, daß zahlreiche Persönlichkeiten und Vereine begonnen haben, Ausbildungsstätten für Kinderpflegerinnen, für sogenannte „Nurses" zu gründen.

Die deutsche Frau verbindet mit dem Begriff „Nurse" den Gipfel der Vollkommenheit in der Säuglings- und Kinderpflege. Sie ist der Meinung, daß die körperliche und geistige Pflege ihres Kindes in idealer Weise gesichert ist, wenn sie es einer „Nurse" anvertraut. Sie blickt auf die deutsche Säuglingspflege und diejenigen weiblichen Persönlichkeiten, die sie ausüben, mit Geringschätzung herab und räumt dem deutschen Mädchen, das die Säuglingspflege erlernt hat, nicht im entferntesten die gleichen Rechte ein, die sie ohne weiteres der englischen Pflegerin zubilligt: nicht etwa in Kenntnis des Lehrganges, den diese durchgemacht hat, sondern im Vertrauen auf die Überlieferung und in Bewunderung alles Ausländischen, die ja leider ein schwerer Fehler des deutschen Volkes ist.

Angesichts dieser Sachlage erscheint es mir geboten, in objektiver Weise zu schildern, wie die englische Säuglingspflegerin, die „Nurse", einerseits, die deutsche Säuglingspflegerin andererseits ausgebildet wird, und was sie auf Grund ihres Lehrganges zu leisten imstande ist. Ich bedaure gewissermaßen, daß ich diese kritische Untersuchung während der Kriegszeit mit England vorzunehmen aufgefordert bin. Denn nur allzu leicht greift hier der Verdacht Platz, meine Ausführungen könnten nicht objektiv, sondern dürften gefärbt sein. Aber ich kann versichern, daß die folgenden Ausführungen nicht in einer einzigen Beziehung anders gehalten sein würden, wenn wir mit England im Frieden lebten.

Ich habe die Möglichkeit, den Bericht über die Ausbildung der englischen „Nurse" nicht nur auf Grund von Literaturstudien, sondern auch von Erfahrungen zu geben, die eine Schwester des Kaiserin Auguste Victoria Hauses, zu diesem Zwecke nach England geschickt, dort gesammelt hat. Ich rede dabei selbstverständlich nur von der Ausbildung der Kinderpflegerinnen für die Familie. Denn von einer Ausbildung der Säuglingskrankenpflegerin, der Pflegerin, die kranke Säuglinge in der Anstalt zu pflegen hat, läßt sich für England kaum sprechen, da die Unterbringung und Pflege kranker Säuglinge im Krankenhause auch nicht im entferntesten den Ansprüchen genügen, die wir in Deutschland stellen.

Neben vielen kleineren Anstalten sind es in England zwei, die sich eines altehrwürdigen Rufes erfreuen: The Norland Institute for the Training of Children's Nursery on Froebelian Principles in London und The Princess Christian College for Training Ladies as Children's Nurse in Manchester.

Das Norland Institute besteht bereits seit Anfang der neunziger Jahre. Gegenwärtig, nachdem eine Periode vorübergegangen ist, in der den Pflegerinnen eine ausschließlich theoretische Ausbildung von sechsmonatiger Dauer gegeben wurde, beträgt die Ausbildung ein Jahr. Sie wird gegeben: 12 Wochen im Norland Institute, 13 Wochen in einem Krankenhaus, worauf 2 Wochen Ferien folgen, 10 Wochen im Norland Institute, worauf 4 Wochen Ferien folgen, und 10 Wochen in der Nursery. In den ersten 12 Wochen werden die jungen Mädchen ausschließlich theoretisch in Kochen, Waschen, Plätten, Psychologie der Kindesseele, Fröbels Leben und Lehren unterrichtet. Dazu kommen Unterrichtsstunden in der Botanik, Zoologie usw., in der Anleitung zum Erteilen der Anfangsgründe von Schreib- und Leseunterricht, von Kinderarbeiten und Spiel. Im zweiten Vierteljahr werden die Mädchen in verschiedene Krankenhäuser geschickt, um die Anfangsgründe der Krankenpflege zu erlernen. Im dritten Vierteljahr wird Fröbelscher Unterricht gegeben (Fröbelsche Beschäftigungen und Methoden, Fröbelsches Zeichnen usw.), und im letzten Vierteljahr kommen die Schülerinnen zum Dienst in den Nurseries, Unterkunftsräumen gesunder Kinder, an denen sie sich die nötigen Erfahrungen in der Kinderpflege erwerben sollen. Eine „Nursery" besteht aus einem Tag- und einem Nachtraum, in denen gewöhnlich 3 Kinder verschiedenen Alters von einem Monat bis zu acht Jahren untergebracht sind.

Kritisiert man den Ausbildungsgang der Nurse im Norland Institute auf Grund des mitgeteilten Lehrplanes unter dem Gesichtspunkt, ob die Ausbildung genügt, um einen Säugling in richtiger Weise großzuziehen, so kann man sich nach deutschen Anschauungen kaum zu einer bejahenden Antwort entschließen. Denn 6 Monate, also der größte Teil des Unterrichts, sind rein theoretischen Fächern gewidmet. Der Pflegerin stehen eigentlich nur 3 Monate zur Verfügung, um sich Kenntnisse in der Kinderhygiene zu erwerben und Kinder richtig beobachten zu lernen. 3 Monate Unterricht in einer Krankenanstalt sind wohl eine recht kurze Zeit, kaum geeignet, Persönlichkeiten, die bisher von der Krankenpflege nichts wußten, auch nur mit den Anfangsgründen vertraut zu machen. Der ganze Ausbildungsgang ist offenbar weniger für die Erlernung der Säuglingspflege als für Kindergartenausbildung berechnet.

Es ist nicht ohne Interesse, die von uns entsandte Schwester ihren persönlichen Eindruck schildern zu lassen. Sie sagt:

„Die theoretische Ausbildung der jungen Mädchen umfaßt so viele Gebiete, daß es nicht möglich ist, dieselben in so kurzer Zeit wirklich zu erfassen. Es würde nur Fortgeschritteneren möglich sein, und da die jungen Mädchen in den wenigsten Fällen gebildeten Kreisen entstammen und ihre Bildungsstufe eine bedeutend geringere als die unsere ist, haben sie Schwierigkeiten, dem Unterricht zu folgen. Allerdings sind die Ansprüche, die an die Leistungen gestellt werden, dementsprechend; wir haben z. B. einen Aufsatz über Bäume zu liefern; ja, wie macht man den? Die Lehrerin nannte ein Buch, man ging hin, kaufte es und schrieb säuberlich ab. — In meinem Kopf herrscht oft ein feines Durcheinander: Zusammensetzung der Luft, des Wassers, Bau der Lunge, Lebensgeschichte des Frosches, Papierfalten, geistige Entwicklung des Kindes, Fröbels Leben und Lehren, Nähen, Koch- und Waschregeln, Botanik nicht zu vergessen. Sehr viel kann bei diesem Durcheinander nicht herauskommen, da wir für jedes Fach nur eine Stunde pro Woche hatten; bei genügenden Vorkenntnissen kann man natürlich immer etwas lernen. Der Lehrgang ist auf Fröbelschen Grundsätzen aufgebaut, da Mrs. Ward Fröbel eine schwärmerische Verehrung entgegenbringt. Die Fröbelstunde war oft recht interessant; so wurden die einzelnen Lieder durchgenommen, und wir mußten an ihnen die verschiedenen Erziehungsprinzipien herausfinden. Die englischen Kinder sollen immer von den Nurses, und zwar ganz systematisch, beschäftigt und zum Spielen angehalten werden; ob man den Kindern nicht die Lust und Freude am eigen erfundenen Spiel, überhaupt die Fähigkeit, sich selbst zu beschäftigen, nimmt, ist die Frage, die sich unwillkürlich einem aufdrängt."

Auch über die Art der praktischen Ausbildung äußert sich die Schwester wenig begeistert. Erst in der Nursery finden die jungen Mädchen die Möglichkeit, praktische Kinderpflege zu treiben. Allerdings sollte schon während der dreimonatigen Tätigkeit im Krankenhaus Gelegenheit gegeben sein, die Pflege an kranken Kindern praktisch zu erlernen. Doch besteht diese Möglichkeit nach Mitteilung der Schwester keineswegs in jedem Krankenhaus, vielmehr werden die Pflegerinnen hauptsächlich nur mit häuslichen Arbeiten beschäftigt und ans Krankenbett nicht zugelassen. Sehr bemerkenswert ist die Tatsache, daß jede ärztliche Aufsicht in dem Norland Institute fehlt. Es erklärt dies die wohl nicht nur von mir, sondern auch von anderen Ärzten in deutschen Familien beobachtete Selbstherrlichkeit, mit der manche Nurse schaltet und waltet, die häufige Unbotmäßigkeit ärztlichen Verordnungen gegenüber und die

Sucht, der Mutter den Glauben an die Unfehlbarkeit der eigenen Verordnungen beizubringen.

Sachgemäßer erscheint die Ausbildung im Princess Christian's College. Steht im Norland Institute die theoretische Ausbildung an erster Stelle, so ist es hier die Pflege des kindlichen Körpers. Acht Monate währt die Ausbildung. Von diesen werden vier in den Nurseries zugebracht, je ein Monat abwechselnd mit anderem Unterricht, der sich auf gründliches Waschen und Plätten, das Kochen der Kindernahrung, Nähen und Inordnunghalten der Kleidung, Fröbelunterricht, Säuglingsernährung und erste Hilfe bei Unglücksfällen erstreckt. Grobe Hausarbeit wie im Norland Institute muß nicht geleistet werden. Die jungen Mädchen haben außer den Nurseries nur ihre eigenen Schlafzimmer zu reinigen. Großer Wert wird auf Ordnung, Reinlichkeit und Pünktlichkeit gelegt. Der bessere, dem Zwecke dienlichere Ausbildungsgang hängt wohl damit zusammen, daß einer der bedeutendsten Kinderärzte Englands die Aufsicht über dieses Institut hat, daß er ihm seine ganze Aufmerksamkeit und sein besonderes Interesse zuwendet. Wichtig erscheint ferner auch, daß die Ausbildung in Hygiene und Säuglingspflege von einer medizinisch gebildeten Persönlichkeit geleitet wird.

Ich kann auf Grund des Mitgeteilten und der einschlägigen Literatur mein Urteil über den Ausbildungsgang der Nurse zusammenfassen: Die Art der Ausbildung der Kinderpflegerinnen in England ist nicht einheitlich. Ein Teil von ihnen wird hauptsächlich theoretisch und praktisch nur oberflächlich ausgebildet; ein anderer lernt in hauptsächlich praktischer Arbeit dem Zweck Entsprechenderes. In wichtigen Punkten, z. B. in denen der Zubereitung der Nahrung, bestehen prinzipielle Unterschiede in den verschiedenen Anstalten. Ein großer Fehler ist, daß nur ein Teil der Anstalten unter ärztlicher Leitung steht, daß somit die Nurse nicht durchweg den Unterricht in der Hygiene, Ernährung und Körperpflege von einer sachverständigen Persönlichkeit erhält und nicht gewöhnt wird, einer ärztlichen Autorität zu gehorchen.

Der Ausbildungsgang der Nurse wird ferner zwei wichtigen Forderungen nicht gerecht: erstens der nach gründlicher Kenntnis der natürlichen Ernährung, der Notwendigkeit der Stillung, der Stilltechnik, der Schwierigkeiten, die sich der Stillung entgegenstellen.

Die Nurse hat keine Gelegenheit, aus eigener Anschauung die natürliche Ernährung kennen zu lernen; sind doch die Säuglinge, die sie in der Nursery pflegt, künstlich genährt. Das ist aber ein großer Nachteil; denn eine Säuglingspflegerin muß mit den Grundfragen der natürlichen Ernährung nicht nur theoretisch, sondern auch durch praktische Arbeit vertraut, muß dem Arzte, der die natürliche Ernährung des ihm anvertrauten Kindes zu fördern bestrebt ist, eine Helferin sein. Der zweite Nachteil in der Ausbildung der Nurse ist der Mangel an Betätigung in der Pflege des kranken Säuglings. Lernt doch die Nurse in der Nursery nur die Körperpflege des gesunden Kindes und im Krankenhaus nur die Prinzipien der Krankenpflege. Eine Nurse kann daher kranke Kinder weder beobachten noch pflegen. Daß die Nurse in Säuglingskrankenpflege so wenig lernt, erscheint erklärlich, weil die ärztliche Versorgung des Säuglings in England nicht auf der Höhe steht. Die wissenschaftliche Säuglingskunde ist aber die Grundlage für jede Form der Säuglingsfürsorge. Wo es mit der ersten schlecht bestellt ist, kann auch die Ausbildung von Pflegerinnen in der Pflege kranker Säuglinge nicht gedeihen. Die Nurse kann daher ihrem Ausbildungsgang nach als eine Helferin des Arztes in Krankheitsfällen kaum in Betracht kommen. Dieses Urteil wird durch meine unmittelbaren Erfahrungen bestätigt. Im allgemeinen konnte ich mit der Körperpflege jener Kinder, die von einer Nurse betreut wurden, der Erziehung zur Sauberkeit und auch der Art der Beschäftigung zufrieden sein. Weniger genügte die Art der Ernährung, die von der Nurse nach einem ganz bestimmten Schema auf jedes Kind angewandt wird. Fast immer versagte die Nurse bei Ausbruch von Krankheiten. Hier sucht sie zunächst mit ihren Hausmitteln usw. zu helfen. Ihre Beobachtung ist mangelhaft. Für den Arzt ist sie mehr Last als Hilfe; denn sie kehrt sich nicht oder wenig an die ärztlichen Verordnungen, hat und behält trotz Unwissenheit ihre eigene Meinung und läßt fremde Menschen, eifersüchtig auf ihrem Posten ausharrend, nicht an das Kind heran. Eine besonders hilflose Stellung nimmt bei dieser Sachlage die deutsche Mutter ein. Sie hält nun einmal die Nurse für eine unübertreffliche Beschützerin ihrer Kinder. Sie hat gar nicht bemerkt, wie sie während des Waltens der Nurse immer mehr auf die Seite gedrängt wurde. Sie kommt nur mehr als Gast in das Kinderzimmer, und wehe ihr, wenn sie zu ungelegener Zeit kommt. Sie verliert den Kindern gegenüber die Autorität, und sie hat oft nicht den Mut, der Nurse etwas zu sagen bzw. zu befehlen.

An der Stellung der Nurse in der deutschen Familie, die für den deutschen Arzt von jeher etwas ungemein Peinliches hatte, wirken drei Faktoren zusammen: die mangelnde Ausbildung der Nurse in wichtigen Fragen der Krankenpflege, ihre durch den Ausbildungsgang erklärte Unbotmäßigkeit den deutschen Ärzten gegenüber und die unwürdige Stellung, die die deutsche Mutter der Ausländerin gegenüber ohne eigene Kritik einnimmt. Dieses von mir stets vertretene Urteil bezieht sich, wie besonders betont sei, auf das Wirken der Nurse in vielen deutschen Familien. Die Verhältnisse in England kenne ich nicht. Auch mag ohne weiteres zugegeben werden, daß wohl Ausnahmen von dem von mir gezeichneten Bilde vorkommen. Allerdings kommen andere Kinderärzte zu einem ähnlich absprechenden Urteil wie ich.

Im folgenden soll nunmehr ein Bild von dem gegenwärtigen Stand der Ausbildung der deutschen Säuglingspflegerinnen entworfen werden. Es muß vor allem zugestanden werden, daß man bei uns die hohe Bedeutung der Säuglingspflege für das Volkswohl später erkannt hat als in England. Während das Norland Institute schon Anfang der neunziger Jahre gegründet wurde, war zu dieser Zeit in Deutschland von Ausbildung in Säuglingspflege noch kaum die Rede. Ihre hohe Bedeutung für das Volkswohl hat man in Deutschland eigentlich erst werten gelernt, als man vor dem Problem stand, kranke Säuglinge in der Anstalt versorgen zu müssen, und das sind noch nicht zwanzig Jahre. Die Mißerfolge im Beginn dieses Unternehmens, die zahllosen Opfer an Menschenleben, die die Unterbringung von Säuglingen in der geschlossenen Anstalt forderte, waren die unmittelbare Veranlassung zu tieferem Eindringen in das Problem, und die erste Frucht, die vom Baum der Erkenntnis fiel, war die Einsicht in die Notwendigkeit der Asepsis in der Pflege, der peinlichsten Sauberkeit in der Haltung des Säuglings, in allen Verrichtungen, die an ihm vorgenommen werden. Heute jedoch ist das, was man in Deutschland unter guter Säuglingspflege zusammenfaßt, nicht mehr erschöpft in der Forderung der Sauberkeit. Säuglingspflege ist in gründlicher Arbeit, zu der sich in unseren zahlreichen Einrichtungen der offenen und geschlossenen Fürsorge reichlich Gelegenheit bietet, eine Wissenschaft und eine Kunst geworden.

Von der Pflegerin kranker Säuglinge verlangt man heute in Deutschland gründliche Ausbildung in der allgemeinen Krankenpflege und eine scharfe Beobachtung von den kleinsten Einzelheiten, die die Unterlage für ein sachgemäßes Vorgehen des Arztes abgibt. Sachgemäß durchgeführte Säuglingskrankenpflege hat sich in Deutschland dank den Fortschritten in der Säuglingskunde, dank erfolgreicher Tätigkeit ausgezeichneter Säuglingskrankenhäuser zu einer hohen Kunst entwickelt, die kaum in einem Jahre erlernt werden kann, für deren Studium vielmehr jahrelange Arbeit notwendig ist, zu der nicht nur eine schematische Befolgung von in Büchern enthaltenen Regeln, sondern größte Aufopferungsfähigkeit, Zuverlässigkeit und eine Beobachtungsgabe gehört, die nicht allzu vielen Menschenkindern eigen ist. Von dem Beruf der Säuglingskrankenpflegerin, deren Tätigkeit ja in erster Linie das Säuglingskrankenhaus ist, wollte ich hier nur andeutungsweise gesprochen haben. Denn hier ist ein Vergleich mit englischen Verhältnissen nicht möglich[1]).

Mit der Frage der Säuglingspflegerinnen für die Familie in Deutschland wird ein Kapitel berührt, das sich noch bis vor wenigen Jahren in einem recht unerquicklichen und unvollkommenen Zustand befand, der sich erst jetzt zu bessern beginnt. Es gab bei uns allerdings immer eine große Menge von jungen und älteren Mädchen, die sich für den Beruf der Kinderpflege anpriesen, die aber für diesen Beruf kaum mehr mitbrachten als die Liebe zu Kindern. Und auch heute noch wird der Beruf der Kinderpflegerin in Deutschland zu einem großen Teil von Persönlichkeiten ausgeübt, die weder Vorkenntnisse in der Hygiene, noch Wissen über Ernährungsfragen, noch Sinn für die Erziehung der Kinder besitzen. Anmaßend auftretende, aber dafür mit umso größerem Unwissen begabte Kinderfrauen sind heute noch vielfach Vertreterinnen dieses so außerordentlich wichtigen und verantwortungsvollen Berufes. So gehört es mit zu den allerschwierigsten an eine Mutter herantretenden Fragen, eine geeignete Persönlichkeit

---

[1]) In England hat sich die Säuglingskrankenpflege durch Mangel an Säuglingskrankenhäusern noch nicht annähernd zu jener Höhe entwickelt, die bei uns besteht. Das berührt aber nicht die Tatsache, daß die Krankenpflege in England einen hohen Stand erreicht hat, daß die sick-nurse (die Krankenpflegerin) nach dreijähriger Ausbildung am Krankenhause Mustergültiges leistet.

zur Pflege ihres Kindes zu finden. Diese unerquicklichen Verhältnisse waren der Grund, daß im Jahre 1912 das Kaiserin Auguste Victoria Haus eine Konferenz der Leiter von Säuglingsheimen und Säuglingskrankenhäusern und anderer maßgebender Persönlichkeiten anregte, um einheitliche Grundsätze für die Ausbildung von Pflegerinnen für die Familie zu beraten. In Referaten auf dem Deutschen Kongreß für Säuglingsschutz in Darmstadt im Jahre 1913 und in Beratungen der Deutschen Vereinigung für Säuglingsschutz wurden Leitsätze für die Ausbildung der Säuglingspflegerinnen aufgestellt, auf Grund deren an die zuständigen Zentralbehörden der Antrag auf einheitliche Regelung der Ausbildung von Säuglingspflegerinnen gestellt wurde. Danach soll die Ausbildung in erster Linie eine praktische sein. Sie soll nur erworben werden dürfen in Anstalten, in welchen Gelegenheit geboten ist zur Erlernung der Pflege des gesunden und kranken Kindes, und die unter Aufsicht eines Kinderarztes stehen. Neben der praktischen Arbeit soll theoretischer Unterricht in der Säuglingshygiene, aber auch in hauswirtschaftlichen Gegenständen gegeben werden. Bezüglich der Dauer der Ausbildung wurden verschiedene Vorschläge gemacht. Ich habe eine solche von einem Jahr vorgeschlagen, da ich der Überzeugung bin, daß erst dann die Pflegerin über die Sicherheit verfügt, die für ihre Stellung in der Familie unbedingt notwendig ist. Ich habe mir nicht verhehlt, daß dieser einjährigen Ausbildung gewisse Schwierigkeiten im Weg stehen, die vor allem in der Kostenfrage liegen. Nur weil ich insbesondere den minderbemittelten Mädchen den Beruf der Säuglingspflegerin zugänglich machen wollte, bin ich darauf eingegangen, daß im Mindestfalle eine sechsmonatige praktische Ausbildung genügen sollte. Es soll trotzdem einzelnen Anstalten unbenommen bleiben, bei der Ausbildung von Säuglingspflegerinnen über diese 6 Monate hinauszugehen. Und hoffentlich werden das recht viele tun. Die Altersgrenze soll sich zwischen 18 und 30 Jahren bewegen mit einer gewissen Freiheit nach oben hin. Man wird Persönlichkeiten nicht zurückweisen, weil sie 35 Jahre alt sind, wenn sie sonst für den Beruf geeignet erscheinen — vor allem ist völlige Gesundheit Voraussetzung für diesen Beruf —, wird vielmehr diesen echten Frauenberuf möglichst vielen Persönlichkeiten erschließen. Ferner, und das ist ein wichtiger Punkt, soll nicht eine höhere oder mindere Schulbildung ausschlaggebend sein, jemand anzunehmen oder abzulehnen, sondern die Eignung für die Säuglingspflege soll darüber entscheiden. Während eines Probemonats kann man sich sehr wohl ein Urteil darüber bilden, ob ein Mädchen geistig und moralisch für den Beruf der Säuglingspflegerin reif ist. Die notwendige geistige und moralische Reife ist aber keineswegs an den Besuch der höheren Töchterschule geknüpft.

Mit berechtigtem Stolz dürfen wir heute sagen, daß in Deutschland seit einer Reihe von Jahren Schulen für Säuglingspflegerinnen zu entstehen beginnen, welche eine Ausbildung ermöglichen, die der englischen weit überlegen ist. Natürlich wird durch den vorgeschriebenen Ausbildungsgang nicht jedes Mädchen, das ihn durchmacht, zu einer guten Säuglingspflegerin. Zur Säuglingspflege gehört nicht nur Technik, sondern neben einer gewissen angeborenen Beobachtungsgabe auch Seele, Hingabe und Aufopferung. Es ist traurig, daß die immer mehr zunehmenden Auswüchse der Frauenemanzipation das Gemüt des jungen Mädchens nicht gerade im günstigen Sinne zur Übernahme eines entsagungsvollen, dafür aber doch besondere Freuden spendenden Berufes beeinflussen. Darüber wird im Interesse der deutschen Frau und der deutschen Kinder nach der Zeit des Burgfriedens noch manches kräftige Wort zu sagen sein. Der Ausspruch, den mein verehrter Lehrer Friedrich Müller in einem Vortrage über die Ausbildung zur Krankenpflege tat, erweist sich stets von neuem als richtig: „Nur die Halbbildung sucht den Wert der eigenen Persönlichkeit durch die Höhe ihrer Ansprüche zu beweisen, denn sie erblickt in den Äußerlichkeiten den Wert des Lebens". Andererseits müssen wir von der deutschen Familie verlangen — insbesondere die Reichen und sozial Hochgestellten mögen sich das gesagt sein lassen —, daß sie es den deutschen Mädchen aller Stände leicht machen, den Beruf der Pflegerin zu ergreifen. Sie sollen ihr nicht eine mindere Stellung im Hause einräumen, als die einer englischen Nurse bei ihnen gewesen sein würde. Sie sollen sie nicht als Dienerin betrachten, sondern als eine Gehilfin, die ihnen die Sorge um das Wertvollste, was sie besitzen, die Kinder, abnimmt. Sie sollen sie nicht überanstrengen, ihnen Zeit lassen, neben dem schweren Dienst auch ihren geistigen Interessen zu leben und an den wahren Freuden des Lebens teilzunehmen. Sie mögen ihre materielle Lage verbessern und ihnen so die Möglichkeit geben, auf eigenen Füßen zu stehen und sich der gewonnenen Selbständigkeit zu freuen. Nur so können wir den Zustrom zu dem Beruf der Säuglingspflegerin unter den deutschen Mädchen steigern, und das ist heute wichtiger als je. Hunderttausende blühender Leben werden gegenwärtig zerstört. Unserem Nachwuchs muß darum unsere ganze Sorge gelten; jede einzelne Persönlichkeit, die den Beruf der Säuglingspflege ergreift, wird ein wichtiger Stützpunkt für unsere Bestrebungen, unsere Volkskraft zu mehren. Um dieses schöne Ziel zu erreichen, brauchen wir mit allen Möglichkeiten des Unterrichts versehene Pflegerinnenschulen. Denn nur in diesen ist die Möglichkeit umfasesnder Ausbildung gegeben. Daß Deutschland an solchen heute keinen Mangel mehr hat, zeigt die Zusammenstellung im 2. Teile dieser Schrift. Mädchen, die hier lernen, finden einen hoch angesehenen Beruf und guten Verdienst, der ihnen jetzt im eigenen Lande noch vielfach von zugezogenen Ausländerinnen, meistens von englischen Nurses weggenommen wird. Diese Mädchen werden auch dereinst in heimischen Kreisen für die Ausbreitung richtiger Anschauungen auf dem Gebiete der Säuglingspflege in einer Weise wirken, wie wir Ärzte es mit allem Eifer und allen Fürsorgemaßnahmen nur schwer erreichen können.

Der Bedarf an Säuglingspflegerinnen für die Familie wird allerdings nur ganz allmählich gedeckt werden können. Das möge für die Mütter ein Ansporn sein, sich selbst der Pflege ihrer Kinder zu widmen, indem sie sich auf diesen schönen Beruf durch Mutterschulkurse und praktische Arbeit in Anstalten vorbereiten. Dann wird hoffentlich der Standpunkt des amerikanischen Kinderarztes Jacoby auch für deutsche Verhältnisse wahr werden: Die beste Lady-Nurse ist die Mutter, niedrig oder hoch, solange sie noch am Leben ist.

II. Die Pflegerinnenschulen Deutschlands.

Für die Ausbildung und Prüfung von Säuglingskrankenpflegerinnen bestehen im Deutschen Reiche, außer in den Großherzogtümern Hessen und Sachsen-Weimar sowie in der Freien und Hansestadt Hamburg, keine speziellen gesetzlichen Bestimmungen. In Preußen haben auch für die Säuglingskrankenpflegerinnen die vom Minister der geistlichen, Unterrichts- und Medizinalangelegenheiten unter dem 10. Mai 1907 erlassenen Vorschriften über die staatliche Prüfung von Krankenpflegepersonen[1]) Geltung. Solche Vorschriften sind in den folgenden Jahren in den meisten deutschen Bundesstaaten, ausgenommen Bayern, Mecklenburg-Schwerin, Mecklenburg-Strelitz, Oldenburg, Reuß ä. L., Reuß j. L., Schaumburg-Lippe, Waldeck erlassen worden und stimmen fast überall, abgesehen von den durch die Verschiedenheit der landesrechtlichen Verfassung bedingten Änderungen, dem Wortlaut nach überein.

Zufolge der Vorschriften kann jede „staatlich geprüfte Krankenpflegerin" sich auch auf dem Gebiete der Säuglingskrankenpflege, ohne Spezialunterricht erhalten zu haben, betätigen. Für diejenigen, die sich der Säuglingspflege in der Familie widmen, bestehen behördliche Vorschriften überhaupt nicht.

Dieser Zustand ist mit Rücksicht auf die hohe Bedeutung der Säuglingspflege für das Volkswohl in einsichtigen Kreisen schon seit Jahren nicht nur als unzweckmäßig, sondern sogar als äußerst bedenklich empfunden worden, weil er jedermann, auch den ungeeignetsten Persönlichkeiten, den Zutritt zum Kinderzimmer gestattet. Im Jahre 1912 trat daher auf Anregung des Kaiserin Auguste Victoria Hauses eine

[1]) Ministerial-Blatt für Medizinal-Angelegenheiten. 1907, S. 185. Ausführungsanweisung vom 10. Mai 1907 siehe Ministerial-Bl. f. Medizinal-Angelegenheiten S. 192.

größere Anzahl von Leitern deutscher Säuglingspflegeanstalten im Königl. Preuß. Ministerium des Innern zu einer Konferenz zusammen, um über Grundsätze für die einheitliche Ausbildung des Säuglingspflegepersonals für Anstalten und Familien zu beraten und wenn möglich eine staatliche Regelung herbeizuführen.

Die Beratungen der von der Konferenz eingesetzten Arbeitskommission haben in erster Linie die Notwendigkeit einer scharfen Trennung zwischen Säuglingskrankenpflegerinnen, bestimmt für die Arbeit in den Säuglingsheil- und -pflegeanstalten einschließlich der offenen Säuglingsfürsorge, und Säuglingspflegerinnen, bestimmt für die Pflege in der Familie, ergeben. Für jede der beiden Kategorien sind gesonderte Bestimmungen in folgenden Leitsätzen festgelegt worden:

Leitsätze zur Festlegung von einheitlichen Grundsätzen für die Ausbildung von Säuglingspflegerinnen.

1. Die Anforderungen, die an die Pflegerin kranker Säuglinge gestellt werden, sind ungleich größer als diejenigen, die eine Pflegerin des gesunden Kindes in einer Familie zu erfüllen hat. Diese Verschiedenheit in der Ausbildung soll auch in der Bezeichnung der betreffenden Persönlichkeit zum Ausdruck kommen. Wir bezeichnen die Pflegerin des kranken Kindes (in erster Linie für die Anstalt und die offene Fürsorge bestimmt) als Säuglingskrankenpflegerin, die Pflegerin für die gewöhnliche Säuglingspflege als Säuglingspflegerin.

2. Für die Säuglingskrankenpflegerin ist die Ausbildung auf 2 Jahre zu bemessen. Von den 2 Jahren soll mindestens 1 Jahr der Säuglings- und Kinderpflege gewidmet sein.

3. Die Ausbildungszeit wird durch Ablegung einer Prüfung an einer hierzu staatlich anerkannten Anstalt beendet. Die Säuglingskrankenpflegerin soll sodann durch staatliches Diplom geschützt werden, dessen Erteilung die vorherige Ausbildung in der allgemeinen Krankenpflege zur Voraussetzung hat.

4. Zur Ausbildung und zur Abhaltung der Prüfung in der Säuglingskrankenpflege sollen nur Säuglingsheime, Kinderkrankenhäuser oder Kinderabteilungen zugelassen werden, die nach den neuesten

Fortschritten der Wissenschaft betrieben werden, und die einem Fachmanne — einem Kinderarzte — unterstehen.

5. Bei den Übergangsbestimmungen soll nicht die Zeit, die von der Bewerberin in der praktischen Säuglingspflege zugebracht wurde, in Rücksicht gezogen werden, sondern die Zeit, die der Ausbildung gewidmet wurde, und die Anstalt, an der die Ausbildung erfolgte. Im Zweifelsfalle ist durch eine Prüfung an einer der staatlich anerkannten Anstalten der Befähigungsnachweis zu erbringen.

6. Die Ausbildung der Säuglingspflegerin soll mindestens ½ Jahr betragen und in hierzu anerkannten Anstalten (siehe 4) stattfinden. Sie wird durch Ablegung einer Prüfung beendet. Es ist dringend erwünscht, daß auch diese Prüfung staatlich abgehalten und auf Grund derselben ein staatliches Diplom erteilt wird.

7. Zur Ausarbeitung einheitlicher Lehrpläne soll eine Kommission eingesetzt werden.

Leider ist es bisher nicht möglich gewesen, in den deutschen Bundesstaaten, mit Ausnahme der Großherzogtümer Hessen und Sachsen-Weimar sowie der Freien und Hansestadt Hamburg, eine staatliche Regelung der Frage herbeizuführen. Dagegen halten sich im allgemeinen die nachstehend aufgeführten Säuglingspflegerinnenschulen an die in den Leitsätzen niedergelegten Grundsätze Es sind auch lediglich diejenigen Anstalten angegeben, welche sich speziell mit der Ausbildung von Säuglingspflegerinnen befassen. Von der Nennung der allgemeinen Krankenanstalten, auch wenn sie innerhalb des Lernjahres die Säuglingspflege in besonderer Weise hervorheben, ist abgesehen worden. Mit der Ausbildung von Säuglingspflegerinnen beschäftigen sich in Deutschland außer den im folgenden genannten Anstalten eine Anzahl von Tagkrippen und Einrichtungen der sogenannten offenen Säuglingsfürsorge. Auch diese sind in der Übersicht nicht aufgeführt, da diesen Einrichtungen die Fähigkeit, Säuglingspflegerinnen gründlich auszubilden, nicht zugebilligt werden kann. Denn gründliche Ausbildung ist nur dort gegeben, wo fortlaufende Beobachtung und Pflege eines Säuglings — während des Tages und der Nacht — vorhanden ist.

Bei den nachstehend aufgeführten Pflegeschulen ist die Scheidung zwischen Säuglingskrankenpflegerinnen und Säuglingspflegerinnen durchgeführt. Außerdem ist in einigen Anstalten in den Aufnahmebedingungen zwischen gebildeten und einfachen Pflegerinnen oder zwischen „Säuglingspflegerinnen“ und „Säuglingswärterinnen“ unterschieden, je nachdem als Vorbildung der Besuch einer höheren Mädchenschule bzw. einer Volksschule gefordert wird. Daß die Ergebnisse der Kommission darauf hinausgingen, die Zulassung weniger von dem Besuch bestimmter Bildungsanstalten als vielmehr von der Auffassungsgabe und der in einer Probezeit zu erweisenden Eignung der Bewerberin abhängig zu machen, ist bereits mitgeteilt worden. Jedoch mag bei der Einrichtung von Ausbildungskursen und für die späteren Anstellungsbedingungen in der Familie die Scheidung in Pflegerin und Wärterin da und dort als zweckdienlich empfunden werden. Vielleicht wird sich später — namentlich bei einer staatlichen Regelung — diese Teilung beseitigen lassen.

Eine besonders wichtige Stellung nimmt heute schon die sogenannte Säuglingsfürsorgerin, häufig Säuglingsfürsorgeschwester genannt, ein. Dieser Beruf wird bei der Ausgestaltung des Säuglingsschutzes immer mehr an Bedeutung gewinnen. Säuglingsfürsorgerin ist der Name für eine Säuglingspflegerin, die bei Müttern oder Kindern nachsieht, wie es um die Pflege und Ernährung der Kleinsten steht, wie die gesundheitlichen Verhältnisse im Hause beschaffen sind, unermüdlich Schäden abstellt und belehrt, wie manches mit einfachen Mitteln besser zu machen wäre. Ist der Wirkungskreis durch den Bezirk einer Säuglingsfürsorgestelle begrenzt, so nennt man sie Säuglingsfürsorgeschwester, hat sie einen ganzen Landkreis zu besorgen, nennt man sie Kreisfürsorgerin. Die Säuglingsfürsorgerin einer Säuglingsfürsorgestelle ist gleichsam Vertreterin des Arztes. Sie sieht bei ihren Schützlingen nach, ob die ärztlichen Verordnungen befolgt sind, sie beobachtet den Erfolg der in der Fürsorgestelle gegebenen Ernährungsvorschriften und greift sofort ein, wenn sie irgendeine Schädigung des Kindes bemerkt. Der Erfolg einer Fürsorgestelle steht in geradem Verhältnis zur Tätigkeit und Umsicht der Fürsorgerin, und da wir es in der Säuglingsfürsorgestelle mit einer Einrichtung des Säuglingsschutzes zu tun haben, die wie keine andere geeignet ist, der Säuglingssterblichkeit zu wehren, werden stets neue Stellen gegründet, und der Bedarf an Fürsorgerinnen wird dadurch immer besonders groß sein. Dasselbe gilt vom Beruf der Kreisfürsorgerin, die insbesondere auf dem Lande dem Säuglingsschutz unentbehrlich ist. Ihre Stellung ist noch selbständiger als die der Säuglingsfürsorgeschwester; denn sie steht nicht immer in dauernder Verbindung mit dem Arzt, muß oft unter eigener Verantwortung schnell handeln. Die Kreisfürsorgerin muß aber nicht nur ihren Wissenszweig beherrschen, sie muß auch auf anderen Gebieten der sozialen Hygiene, wie Tuberkulosefürsorge, Wohnungsfürsorge, Trinkerfürsorge usw. bewandert sein; denn gar eng sind die Beziehungen der Säuglingsfürsorge zu den anderen Fürsorgezweigen. Nur im Zusammenwirken mit diesen kann in ersterer Ersprießliches geleistet werden.

Diese wenigen Bemerkungen zeigen, daß wir für die Säuglingsfürsorgerin, mag sie später nun im Dienste einer Säuglingsfürsorgestelle stehen oder als Kreisfürsorgerin, als kommunale Wohlfahrtspflegerin tätig sein, eine gute Vorbildung verlangen. Hier genügt kein Hospitantinnenkurs von wenigen Monaten Dauer. Die längste Ausbildung ist gerade gut genug. Fürsorgerinnen müssen, wie auf dem III. Deutschen Kongreß für Säuglingsschutz in Darmstadt richtig betont wurde, besonders gründlich vorgebildet sein, nicht nur in den Fürsorgefragen, sondern ebensowohl in der speziellen Säuglingspflege wie in der allgemeinen Krankenpflege; in letzterer besonders dort, wo die Fürsorgerin, wie auf dem Lande, nicht nur in der Säuglingsfürsorge, sondern auch im Dienste der Tuberkulose- und Trinkerfürsorge arbeitet. Im Rahmen einer zweijährigen Ausbildungszeit dürfte es leicht gelingen, Fürsorgerinnen auszubilden. Anstalten, die Säuglingskrankenpflegerinnen während eines zweijährigen Kursus ausbilden (sie sind im folgenden genannt), werden in dieser Zeit auch die Möglichkeit haben, Fürsorgerinnen heranzubilden. Sind doch mit den meisten Säuglingspflegeschulen Fürsorgestellen verbunden, in denen die Pflegerinnen diesen Zweig der sozialen Tätigkeit praktisch erlernen können. Die theoretische Grundlage wird am besten in einem zusammenhängenden Kursus gelernt, zu dem auch nichtärztliche Kräfte zugezogen werden. So hat z. B. die Cölner Akademie für praktische Medizin eine besondere Schule für kommunale Wohlfahrtspflegerinnen und Kreisfürsorgerinnen errichtet; aber wie gesagt, in sämtlichen Anstalten, die Säuglingskrankenpflegerinnen ausbilden, können diese ohne weiteres zu Säuglingsfürsorgerinnen herangebildet werden.

In der nachfolgenden Zusammenstellung ist auch stets angegeben worden, ob die genannten Anstalten sogenamte Hospitantinnen- oder Volontärinnenkurse für Säuglingspflege abhalten. Diese Kurse sind gewöhnlich kurzfristige und dienen nicht zur beruflichen Ausbildung, sondern nur zur persönlichen Unterweisung auf dem Gebiete der Säuglingspflege für alle diejenigen, die die erworbenen Kenntnisse in der eigenen Familie verwenden wollen. Die kurzfristigen Kurse werden meist von Bräuten, jungen Frauen und Müttern besucht, sind diesen auch besonders anzuraten; denn sie geben wenigstens eine Grundlage für die Kenntnisse in der Säuglingspflege, die den Kindern zugute kommt. Die Teilnehmerinnen an diesen Kursen wohnen meist nicht in der Anstalt. In der Regel bekommen sie eine Bescheinigung über Dauer und Art ihrer Tätigkeit, aber kein Zeugnis über ihre Leistungen. Auch die sogenannten Mutterschulkurse, die fast immer nur auf wenige Stunden beschränkt werden, sind mit aufgeführt. Der in diesen gegebene Unterricht vermittelt nur die Grundzüge der Säuglingshygiene. Um keine Mißverständnisse aufkommen zu lassen, sei noch bemerkt, daß natürlich nicht alle in Deutschland bestehenden Hospitantinnenkurse oder Mutterschulen in nachstehender Zusammenstellung angegeben sind, sondern lediglich diejenigen, die in Säuglingspflegerinnenschulen abgehalten werden.

Im folgenden sind die Pflegerinnenschulen nach Bundesstaaten geordnet.

Königreich Preußen.

Spezielle staatliche Vorschriften für die Ausbildung von Säuglingspflegepersonal bestehen bis jetzt nicht.

Groß-Berlin.

Kaiserin Auguste Victoria Haus zur Bekämpfung der Säuglingssterblichkeit im Deutschen Reiche, Charlottenburg, Mollwitz-Privatstr.

1. **Säuglingskrankenpflegerinnen** (in der Anstalt Schwestern genannt). Aufnahmebedingungen: Alter 20—30 Jahre, Untersuchung des Gesundheitszustandes durch den Schwesternarzt, ausreichende allgemeine Bildung. Lehrgang: Theoretischer und praktischer Unterricht erfolgt durch Arzt und Schwester auf den Abteilungen für gesunde und kranke Säuglinge und in der Milchküche und Poliklinik. Ferner

Unterricht in der Wochenpflege und Säuglingsfürsorge. Dauer 2 Jahre. Während des ersten Jahres werden die Schülerinnen für ein halbes Jahr einem allgemeinen Krankenhause (Kgl. Charité-Krankenhaus oder Virchow-Krankenhaus) zur Erlernung der allgemeinen Krankenpflege überwiesen. Im Anschluß daran, nach Ablauf des ersten Jahres, unterziehen sie sich in diesem Krankenhause der staatlichen Krankenpflegeprüfung. Nach Ablauf des zweiten Jahres folgt eine schriftliche und mündliche Prüfung im Kaiserin Auguste Victoria Hause. Die Schülerin erhält ein Zeugnis und das Schwesternabzeichen. Verpflichtung: Nach Ablauf des Lehrkursus und Aufnahme in die Schwesternschaft in letzterer 2 Jahre zu verbleiben. Kaution: 300 M.; wird 2 Jahre nach dem Eintritt ins Haus mit Zinsen zurückgezahlt. Kosten: 240 M. für das erste Halbjahr; gewährt wird freie Wohnung, Beköstigung und Wäsche. Taschengeld: Im zweiten Halbjahr monatlich 15 M., im zweiten Jahre monatlich 25 M.

2. a) **Säuglingspflegerinnen** für die Familie. Aufnahmebedingungen: Alter 20—30 Jahre, Gesundheitsbescheinigung, ausreichende allgemeine Bildung. Lehrgang: Theoretischer und praktischer Unterricht erfolgt durch Arzt und Schwester beim gesunden und kranken Kinde; Fröbelunterricht. Dauer 1 Jahr. Zeugnis. Verpflichtung: Nach Ablauf des Kursus 2 Jahre außerhalb der Anstalt in derem Verbande geeignete Stellungen anzunehmen. Kosten: 600 M.; gewährt wird freie Wohnung, Beköstigung und Wäsche.

b) **Pflegedamen** (Säuglingspflegerinnen, ausschließlich mit höherer Töchterschulbildung und Kenntnis einer fremden Sprache) für die Familie. Aufnahmebedingungen: Alter 20—30 Jahre, Gesundheitsattest, Abgangszeugnis einer höheren Töchterschule. Lehrgang: Theoretischer und praktischer Unterricht erfolgt durch Arzt und Schwester beim gesunden und kranken Säugling; Fröbelunterricht. Dauer 1 Jahr. Zeugnis. Verpflichtung: Nach Ablauf des Kursus 2 Jahre außerhalb der Anstalt in derem Verbande geeignete Stellungen anzunehmen. Kosten: 1200 M.; gewährt wird freie Wohnung, Beköstigung und Wäsche.

3. **Informationskurse für Säuglingsfürsorgerinnen** für Stadt und Land. Aufnahmebedingungen: Ausreichende Schulbildung. Lehrgang: Theoretischer und praktischer Unterricht erfolgt durch Arzt und Schwester beim gesunden und kranken Säugling; Wochenpflege; Theorie und Praxis der Säuglingsfürsorge; Arbeit in der Säuglingsfürsorgestelle, Poliklinik, Milchküche. Die Dauer richtet sich danach, ob bereits Kenntnisse in der Säuglingspflege vorhanden sind oder nicht, 3—6

Monate. Lehrgeld: 50 M. monatlich, Wohnung in der Nähe der Anstalt. Vollbeköstigung monatlich 50 M., Halbbeköstigung monatlich 30 M. Für Wohnung in der Anstalt und Bedienung sind monatlich 50 M. zu bezahlen.

Bemerkung: Außerdem ist noch ein sechswöchiger Wiederholungskursus für Fürsorgerinnen eingerichtet mit praktischen und theoretischen Übungen.

4. **Kursus in der Wochenpflege.** Aufnahmebedingungen: Gute Allgemeinbildung. Lehrgang: Theoretischer und praktischer Unterricht erfolgt durch Arzt und Schwester über Schwangerschaft, Geburt, Wochenpflege, Pflege des Neugeborenen und der Frühgeborenen. Dauer: Für Vorgebildete (geprüfte Pflegerinnen, Schwestern) 1½ Monate, für die übrigen 3—6 Monate. Kosten: wie Kurs 3.

5. **Mutterschulkurs**, theoretisch und praktisch, 4 Wochen lang, 2 Doppelstunden wöchentlich. Kosten: 5,60 M. 4 mal im Jahre.

Meldungen und Anfragen: An das Büro der Anstalt. Prospekte zur Verfügung.

Dr. H. Neumanns Kinderhaus, Berlin O, Blumenstr. 97.

1. **Säuglingskrankenpflegerinnen.** Aufnahmebedingungen: Alter 18—30 Jahre, Gesundheitsattest, höhere Schulbildung. Lehrgang: Theoretischer und praktischer Unterricht erfolgt durch Arzt und Schwester beim kranken Kinde bis zu 14 Jahren auf der klinischen Abteilung, in der Milchküche, in der Poliklinik und in der Säuglingsfürsorgestelle. Dauer 1 Jahr. Schriftliche und mündliche Prüfung, Zeugnis. Kosten: Insgesamt 200 M.; gewährt wird freie Wohnung, Beköstigung und Wäsche.

Bemerkung: Geprüfte Krankenpflegerinnen, die sich in der Kinderkrankenpflege und Säuglingsfürsorge noch ausbilden wollen, brauchen sich nur auf ein halbes Jahr zu verpflichten. Kaution 50 M.

2. **Mutterschulkurs**, theoretisch und praktisch, 5 mal 2 Stunden, einmal wöchentlich von 11—1 Uhr. Kosten: 10 M. Für unbemittelte Frauen werden in jedem Monat unentgeltliche Kurse abgehalten. Fast in jedem Monat 2 Kurse.

Meldungen und Anfragen: Anstaltsleitung. Prospekt zur Verfügung.

Auguste Victoria Krippe (Tag- und Nachtkrippe), Berlin W 30, Karl Schrader-Str. 9.

1. **Säuglingspflegerinnen.** Aufnahmebedingungen: Alter 30—40 Jahre, Gesundheitsattest, höhere Mädchenschule. Lehrgang:

Theoretischer und praktischer Unterricht erfolgt durch Arzt und Schwester beim gesunden Säugling und Kleinkinde bis zu 3 Jahren auf den Kinderabteilungen und in der Milchküche. Dauer ½ Jahr. Prüfung, Zeugnis. Kosten: 200 M. Lehrgeld. Für Wohnung, Beköstigung, Tisch- und Bettwäsche sind monatlich 80 M. zu bezahlen.

Im Anschluß an den Kursus kann auf Wunsch noch ein Kursus in der Tagkrippe der Anstalt oder ein Wochenpflegekursus in einer anderen Anstalt absolviert werden.

2. **Einfache Säuglingspflegerinnen** (Wärterinnen). Aufnahmebedingungen: Alter 18—40 Jahre, Gesundheitsattest, gute Volksschulbildung. Lehrgang: Theoretischer und praktischer Unterricht erfolgt durch Arzt und Schwester beim gesunden Kinde bis zu 3 Jahren; Behandlung der Kinderwäsche, Reinigung der Kinderräume; Handarbeit. Dauer ½ Jahr. Kosten: 30 M. monatlich; gewährt wird freie Wohnung, Beköstigung und Wäsche.

3. **Hospitantinnen.** Der Kursus ist von verschiedener Dauer und erfolgt nur in der Tagkrippe der Anstalt. Praktische Arbeit beim Säugling und Kleinkinde bis zu 3 Jahren. Theoretischer Unterricht erfolgt gemeinsam mit den Schülerinnen von Kurs 1. Kosten: 20 M. monatlich. Wohnung außerhalb der Anstalt.

Meldungen und Anfragen: Anstaltsleitung. Prospekt zur Verfügung.

Charlottenburger Säuglingsklinik, Charlottenburg, Christstr. 9.

1. **Säuglingskrankenpflegerinnen.** Aufnahmebedingungen: Mindestalter 20 Jahre, Gesundheitsattest, höhere Mädchenschule. Lehrgang: Theoretischer und praktischer Unterricht durch Arzt und Schwester über gesunden und kranken Säugling. Dauer 1 Jahr. Prüfung, Zeugnis. Kosten: 600 M.; gewährt wird freie Wohnung, Beköstigung, Wäsche und Anstaltskleidung.

Bemerkung: Die Schülerinnen müssen sich verpflichten, 2 Jahre in der Anstalt zu bleiben.

2. **Säuglingspflegerinnen.** Aufnahmebedingungen: Alter 18—25 Jahre, Gesundheitsattest, ausreichende allgemeine Bildung. Lehrgang: Theoretischer und praktischer Unterricht durch Arzt und Schwester über gesunden und kranken Säugling. Dauer 6 Monate. Prüfung, Zeugnis. Kosten: 150 M. Die Verpflegung wird gegen Entgelt von der Klinik übernommen; soweit Platz vorhanden ist, wird Wohnung in der Klinik, ebenfalls gegen Entgelt, gewährt.

3. **Hospitantinnen**, nach Ermessen des leitenden Arztes. Theoretischer und praktischer Unterricht. Kosten: 50 M. monatlich. Wohnung außerhalb der Anstalt.

4. **Mutterschulkurs**, 4 Wochen lang, wöchentlich je eine praktische und eine theoretische Stunde. Einschreibegebühr: 10 M.

Meldungen und Anfragen: Anstaltsleitung. Prospekt zur Verfügung.

Säuglingsheim, Charlottenburg-Westend, Rüsternallee 24—26.

Säuglingspflegerinnen. Aufnahmebedingungen: Mindestalter 18 Jahre. Lehrgang: Theoretischer und praktischer Unterricht erfolgt durch Arzt und Schwester beim gesunden Säugling. Dauer ½ Jahr. Zeugnis. Kosten: 200 M. Im Heim kann nur eine kleine Anzahl von Schülerinnen wohnen. Für Wohnung, Beköstigung und Wäsche monatlich 100 M.

Meldungen und Anfragen: Oberin der Anstalt. Prospekt zur Verfügung.

Gemeinde Säuglingskrankenhaus, Berlin-Weißensee, Falkenberger Straße.

1. **Säuglingskrankenpflegerinnen.** Aufnahmebedingungen: Mindestalter 19 Jahre, Gesunheitsattest, höhere Mädchenschule. Lehrgang: Theoretischer und praktischer Unterricht erfolgt durch Arzt und Schwester beim gesunden und kranken Kinde bis zu 2 Jahren, in der Milchküche und Säuglingsfürsorgestelle. Dauer 1 Jahr. Theoretische und praktische Prüfung, Zeugnis. Kosten: 600 M.; gewährt wird freie Wohnung, Beköstigung und Wäsche.

Bemerkung: Für Schülerinnen, welche die staatliche Anerkennung als geprüfte Krankenpflegerin erwerben wollen, verlängert sich die Ausbildungszeit in der Säuglingspflege um ein halbes Jahr. Nach bestandenem Schlußexamen ist das vierte halbe Jahr im benachbarten Auguste Victoria Krankenhaus, woselbst auch die Staatsprüfung stattfindet, der Ausbildung in der allgemeinen Krankenpflege zu widmen.

2. **Hospitantinnen.**

Meldungen und Anfragen: Direktor. Prospekt zur Verfügung.

Säuglingsheim, Berlin-Wilmersdorf, Kaiserallee 44.

1. **Säuglingspflegerinnen.** Aufnahmebedingungen: Mindestalter 18 Jahre, Gesundheitsattest, höhere Mädchenschule. Lehrgang: Theoretischer und praktischer Unterricht erfolgt durch Arzt und Schwester

beim gesunden und kranken Kinde bis zu 3 Jahren und in der Milchküche. Dauer ½ Jahr. Zeugnis. Kosten: 85 M. monatlich für Wohnung, Beköstigung und Wäsche.

2. **Hospitantinnen.** Praktische Arbeit. Wohnung in und außerhalb der Anstalt.

Meldungen und Anfragen: Anstaltsleitung. Prospekt zur Verfügung.

Kinderasyl des Deutschen Vereins für Kinderasyle, Berlin-Wilmersdorf, Schweidnitzer Str. 5.

1. **Säuglingspflegerinnen,** einfache. Aufnahmebedingungen: Alter 18—32 Jahre, Gesundheitsattest, Volksschulbildung. Lehrgang: Theoretischer und praktischer Unterricht erfolgt durch Arzt und Schwester beim gesunden und kranken Säugling. Dauer ½ Jahr. Prüfung, Zeugnis. Kosten: 300 M.; gewährt wird freie Wohnung, Beköstigung und Wäsche.

2. **Hospitantinnen.**

Meldungen und Anfragen: Anstaltsleitung.

Provinz Hannover.

Kgl. Universitäts-Kinderklinik, Göttingen.

Säuglingskrankenpflegerinnen. Aufnahmebedingungen: Alter 18—25 Jahre, Gesundheitsattest, höhere Mädchenschule. Lehrgang: Theoretischer und praktischer Unterricht erfolgt durch Arzt und Schwester beim kranken Kinde bis zu 2 Jahren auf der Kinderabteilung, in der Milchküche, Poliklinik und Säuglingsfürsorgestelle. Dauer 1 Jahr. Mündliche Prüfung, Zeugnis. Kosten entstehen nicht; gewährt wird freie Station. Kaution: 100 M. Vergütung: Nach 9 Monaten ein monatliches Taschengeld von 10 M.

Bemerkung: Für kürzere Zeit werden ausgebildete Krankenschwestern, aber auch Lehrerinnen und Kindergärtnerinnen erster Klasse gegen Erstattung der Unkosten aufgenommen.

Meldungen und Anfragen: Anstaltsleitung. Prospekt zur Verfügung.

Säuglingsheim (Cecilienheim) des Vaterländischen Frauenvereins Hannover-Stadt, Hannover, Leisewitzstr. 51.

Säuglingskrankenpflegerinnen. Aufnahmebedingungen: Mindestalter 18 Jahre, Gesundheitsattest, gute Schulbildung. Lehrgang:

Theoretischer und praktischer Unterricht erfolgt durch Arzt und Schwester beim gesunden und kranken Kinde bis zu 2 Jahren, in der Milchküche und Säuglingsfürsorgestelle. Dauer 1 Jahr. Prüfung, Zeugnis. Kosten: 300 M.; gewährt wird freie Wohnung, Beköstigung und Wäsche.

Meldungen und Anfragen: Oberschwester. Prospekt zur Verfügung.

Versorgungshaus der Ortsgruppe Hannover des Deutsch-evang. Frauenbundes, Hannover-Kleefeld, Scheidestr. 8d.

a) **Säuglingspflegerinnen.** Aufnahmebedingungen: Mindestalter 18 Jahre, Gesundheitsattest, höhere Mädchenschule. Lehrgang: Theoretischer und praktischer Unterricht erfolgt durch Arzt und Schwester beim gesunden und kranken Säugling; eventuell auch Wochenpflege. Dauer $^1/_2$—1 Jahr. Zeugnis. Kosten: 30 M. monatlich für Wohnung, Beköstigung und Wäsche (für Einzelzimmer 45 M. monatlich).

b) **Säuglingspflegerinnen,** einfache. Aufnahmebedingungen: Mindestalter 18 Jahre, Gesundheitsattest, Leumundszeugnis, gute Volksschulbildung, gute Zeugnisse aus den bisherigen Stellungen. Lehrgang: Theoretischer und praktischer Unterricht erfolgt durch Arzt und Schwester beim gesunden und kranken Säugling. Dauer $^1/_2$ Jahr. Zeugnis. Kosten 20 M. monatlich für Wohnung, Beköstigung und Wäsche.

Meldungen und Anfragen: Anstaltsleitung.

Provinz Hessen-Nassau.

Kinderheim des Deutsch-Evangelischen Frauenbundes (Ortsgruppe Cassel), Cassel, Frankfurter Str. 167.

1. **Säuglingspflegerinnen.** Aufnahmebedingungen: Mindestalter 20 Jahre, evangelische Konfession, Gesundheitsattest, ausreichende allgemeine Bildung (höhere Mädchenschule oder gleichwertige Bildung). Lehrgang: Theoretischer und praktischer Unterricht erfolgt durch Arzt und Schwester beim gesunden und kranken Kinde bis zu 3 Jahren und in der Milchküche; allgemeine Gesundheitslehre. Dauer 1 Jahr. Keine Prüfung, Zeugnis. Kosten: 200 M.; gewährt wird freie Wohnung, Beköstigung und Wäsche.

2. **Hospitantinnen.** Lehrgang: Theoretischer und praktischer Unterricht erfolgt durch Arzt und Schwester beim gesunden und kranken Kinde bis zu 3 Jahren und in der Milchküche. Dauer: Verschieden

Kosten: Je nach Dauer und Ansprüchen 50—70 M. monatlich; gewährt wird freie Wohnung, Beköstigung und Wäsche. Bei mehr als 3 Monaten Ermäßigung.

Meldungen und Anfragen: Oberin der Anstalt. Prospekt zur Verfügung.

Kinderheim, Frankfurt a. M., Böttgerstr. 22.

1. **Säuglingspflegerinnen.** Aufnahmebedingungen: Alter 20—30 Jahre, Gesundheitsattest und Untersuchung durch Anstaltsarzt, höhere Schulbildung. Lehrgang: Theoretischer und praktischer Unterricht erfolgt durch Arzt und Schwester beim gesunden und kranken Kinde bis zu 3 Jahren, in der Milchküche und Säuglingsfürsorgestelle. Dauer 1 Jahr. Mündliche und praktische Prüfung, Zeugnis. Kosten: In den ersten 6 Monaten 30 M. monatlich für Wohnung, Beköstigung und Wäsche; beim Abgang zu entrichten. Das Kostgeld wird zur Hälfte erlassen, wenn das Ausbildungsjahr vollendet wird. Bleibt die Pflegerin nach Vollendung des Jahreskursus noch ein weiteres Halbjahr im Dienste der Anstalt, dann wird das fällige Kostgeld ganz erlassen und außerdem ein monatliches Taschengeld von 15 M. gewährt.

Bemerkung: Die staatliche Anerkennung als geprüfte Krankenpflegerin kann im Anschluß an den Kursus durch Absolvierung eines halbjährigen Kursus im Städtischen Krankenhaus in Frankfurt a. M. und Prüfung erworben werden.

2. **Mutterschulkurs**, 3 Monate lang. 2 theoretische Stunden wöchentlich. Kosten: 40 M. Nach Ablegung der Prüfung Erlaubnis zur praktischen Arbeit in der Anstalt (1—3 Monate).

Meldungen und Anfragen: Anstaltsleitung. Prospekt zur Verfügung.

Säuglingsabteilung der medizinischen Universitätsklinik, Marburg a. d. Lahn.

Säuglingspflegerinnen. Aufnahmebedingungen: Mindestalter 18 Jahre, Gesundheitsattest, höhere Schulbildung. Lehrgang: Theoretischer und praktischer Unterricht erfolgt durch Arzt und Schwester beim kranken Kinde bis zu 12 Jahren und in der Milchküche. Dauer ½ Jahr. Prüfung, Zeugnis. Kosten: 200 M. (auf begründete Eingabe kann das Kursgeld auf 150 M. ermäßigt werden); gewährt wird freie Wohnung, Beköstigung und Wäsche.

Bemerkung: Es ist zu einer vollständigen und gründlichen Ausbildung wünschenswert, die Lehrzeit auf ein ganzes Jahr auszudehnen. In diesem Falle wird bei guten Leistungen auf ein Kursgeld für das weitere Halbjahr verzichtet.

Meldungen und Anfragen: Direktion der medizinischen Universitätsklinik. Prospekt zur Verfügung.

Säuglingsheim des Diakonissen-Mutterhauses Paulinenstift, Wiesbaden, Schiersteiner Str. 31.

Säuglingspflegerinnen. Aufnahmebedingungen: Mindestalter 18 Jahre, evangelische Konfession, Gesundheitsattest, Leumundszeugnis, ausreichende allgemeine Bildung. Lehrgang: Theoretischer und praktischer Unterricht erfolgt durch Arzt und Schwester beim gesunden und kranken Kinde bis zu 2 Jahren. Dauer 1 Jahr. Prüfung, Zeugnis. Kosten: 360 M.; gewährt wird freie Wohnung, Beköstigung und Wäsche.

Bemerkung: Schülerinnen, die sich nur auf die Dauer eines halben Jahres verpflichten können, haben 300 M. zu entrichten.

Meldungen und Anfragen: Anstaltsleitung. Prospekt zur Verfügung.

Provinz Pommern.

Kgl. Universitäts-Kinderklinik, Greifswald, Soldmannstr. 15.

1. **Säuglingskrankenpflegerinnen.** Aufnahmebedingungen: Alter 18—30 Jahre, Gesundheitsattest, ausreichende allgemeine Schulbildung. Lehrgang: Theoretischer und praktischer Unterricht erfolgt durch Arzt und Schwester beim gesunden und kranken Kinde bis zu 12 Jahren auf der Abteilung, in der Milchküche, in der Poliklinik und Säuglingsfürsorgestelle. Dauer 2 Jahre. Zeugnis. Kosten: 50 M. ohne Wohnung und Verpflegung.

2. **Säuglingspflegerinnen.** Unterricht beim gesunden und kranken Säugling. Dauer 1 Jahr. Sonst wie Kurs 1.

3. **Mutterschulkurs.** Theoretische Vorträge. Unentgeltlich. Meist einmal im Jahre.

Meldungen und Anfragen: Anstaltsleitung. Prospekt zur Verfügung.

Luisenkinderheim des Stettiner Frauenvereins, Stettin-Grünhof, Elsenstr. 2.

Säuglingspflegerinnen. Aufnahmebedingungen: Mindestalter 16 Jahre, ausreichende allgemeine Bildung. Lehrgang: Theoretischer und praktischer Unterricht erfolgt durch Arzt und Schwester beim gesunden und kranken Kinde; Fröbelunterricht; Erziehungskunde; Anstandslehre; Haushaltung; Anfertigung einfacher Kinderwäsche und Kinderkleidung. Dauer 1 Jahr. Prüfung, Zeugnis. Kosten: 120 M.; gewährt wird freie Wohnung, Beköstigung und Wäsche.

Bemerkung: Mädchen unter 16 Jahren lernen 2 Jahre, bei guten Leistungen eventuell Ermäßigung des Lehrgeldes.

Meldungen und Anfragen: Oberin der Anstalt. Prospekt zur Verfügung.

Provinz Posen.

Auguste Victoria Heim des Vaterländischen Frauen-Vereins für den Stadt- und Landkreis Bromberg, Bromberg, Hann von Weyhernplatz 3.

1. **Säuglingspflegerinnen.** Aufnahmebedingungen: Mindestalter 15 Jahre, Gesundheitsattest, ausreichende allgemeine Bildung. Lehrgang: Theoretischer und praktischer Unterricht erfolgt durch Arzt und Schwester beim gesunden und kranken Kinde bis zu 2 Jahren, in der Milchküche und in der Säuglingsfürsorgestelle. Gelegenheit zur Teilnahme an einem Kursus für Helferinnen vom Roten Kreuz. Dauer ½ Jahr. Prüfung, Zeugnis. Kosten entstehen nicht; gewährt wird freie Wohnung, Beköstigung und Wäsche. Kaution: 50 M.

2. **Hospitantinnen.** Aufnahmebedingung: Gesundheitsattest. Lehrgang: Theroetischer und praktischer Unterricht. Dauer 8 Wochen. Kosten: 10 M.

Meldungen und Anfragen: Vorsitzende des Vaterländischen Frauenvereins für den Stadt- und Landkreis Bromberg, Bromberg. Prospekt zur Verfügung.

Prinzessin August Wilhelm Säuglingsheim (Nationaler Frauendienst), Posen, Sapiehaplatz 3.

1. **Säuglingspflegerinnen.** Aufnahmebedingungen: Mindestalter 18 Jahre, Gesundheitsattest. Lehrgang: Theoretischer und praktischer Unterricht erfolgt durch Arzt und Schwester beim gesunden und kranken Säugling; Reinigung des Zimmers; Instandhaltung der Wäsche und Kleidung des Kindes; Einführung in die allgemeine Säuglings- und Mutterfürsorge. Dauer ½ Jahr, Zeugnis. Kosten: 60 M. monatlich für freie Wohnung, Beköstigung und Wäsche.

2. **Hospitantinnen.**

Meldungen und Anfragen: Anstaltsleitung.

Rheinprovinz.

Krippe Neupforte (Tag- und Nachtkrippe) des Vaterländischen Frauen-Vereins, Aachen, Neupforte 7.

Säuglingspflegerinnen, einfache. Aufnahmebedingungen: Mindestalter 16 Jahre, Gesundheitsattest, Volksschulbildung. Lehrgang: Theoretischer und praktischer Unterricht erfolgt durch Arzt und Schwester beim gesunden Säugling und Kleinkinde und in der Milchküche. Dauer ½ Jahr. Prüfung. Zeugnis. Kosten: 12 M. monatlich; gewährt wird freie Wohnung, Beköstigung und Wäsche.

Meldungen und Anfragen: Anstaltsleitung. Prospekt zur Verfügung.

Auguste Victoria Krippe (Tag- und Nachtkrippe) des Vaterländischen Frauen-Vereins, Aachen, Robensstr. 49.

Säuglingspflegerinnen, einfache. Aufnahmebedingungen: Mindestalter 16 Jahre, Gesundheitsattest, Volksschulbildung. Lehrgang: Theoretischer und praktischer Unterricht erfolgt durch Arzt und Schwester beim gesunden Säugling und Kleinkinde und in der Milchküche. Dauer ½ Jahr. Prüfung, Zeugnis. Kosten: 12 M. monatlich; gewährt wird freie Wohnung, Beköstigung und Wäsche.

Meldungen und Anfragen: Anstaltsleitung. Prospekt zur Verfügung.

Säuglingsheim des Vereins für Säuglingsfürsorge, Barmen, Zeughausstr. 40.

1. **Säuglingspflegerinnen.** Aufnahmebedingungen: Mindestalter 20 Jahre, Gesundheitsattest, ausreichende allgemeine Bildung. Lehrgang: Theoretischer und praktischer Unterricht erfolgt durch Arzt und Schwester beim gesunden und kranken Kinde bis zu 2 Jahren und in der Säuglingsfürsorgestelle. Dauer 1 Jahr. Prüfung, Zeugnis. Kosten: Im 1. Halbjahr 50 M. monatlich für Wohnung und Beköstigung, im 2. Halbjahr freie Station.

2. **Hospitantinnen.** Aufnahmebedingungen: Mindestalter 20 Jahre, Gesundheitsattest, ausreichende allgemeine Bildung. Lehrgang: Theoretischer und praktischer Unterricht erfolgt durch Arzt und Schwester beim gesunden und kranken Kinde bis zu 2 Jahren und in der Säuglingsfürsorgestelle. Dauer 3 Monate. Zeugnis. Kosten: 150 M. monatlich; gewährt wird freie Wohnung und Beköstigung.

Meldungen und Anfragen: Anstaltsleitung. Prospekt zur Verfügung.

Säuglingsheim, Bonn, Krausfeld Nr. 15.

Säuglingspflegerinnen. Aufnahmebedingungen: Empfehlungen bekannter Persönlichkeiten oder Führungsattest. Lehrgang: Theoretischer und praktischer Unterricht erfolgt durch Arzt und Schwester beim gesunden und kranken Säugling und in der Milchküche. Dauer ½ Jahr. Prüfung, Zeugnis. Kosten: 300 M.; gewährt wird freie Wohnung, Beköstigung und Wäsche.

Meldungen und Anfragen: Oberin der Anstalt. Prospekt zur Verfügung.

Cölner Akademie für praktische Medizin, Cöln a. Rh.

a) Stadtcölnische Säuglingsschwesternschule.

Säuglingskrankenpflegerinnen. Aufnahmebedingungen: Mindestalter 20 Jahre, Gesundheitsattest, Führungszeugnis, genügende Allgemeinbildung. Lehrgang: Theoretischer und praktischer Unterricht erfolgt durch Arzt und Schwester beim gesunden und kranken Säugling sowie in der Säuglings- und Wöchnerinnenfürsorge. Dauer 1 Jahr. Prüfung, Zeugnis (mit der Bedingung, von vier zu vier Jahren einen Wiederholungskursus bei den stadtcölnischen Pflegerinnenschulen oder einer gleichwertigen Schule durchzumachen). Kosten: 400 M.; für Unterkunft und Beköstigung in einer städtischen Krankenanstalt 2 M. täglich (die Schülerinnen sollen während der Ausbildungszeit mindestens 6 Monate im Hospital wohnen).

Bemerkung: Die Ausbildungszeit kann für staatlich geprüfte Krankenpflegerinnen und solche Personen, die bereits bei einer genügenden allgemeinen Vorbildung größere praktische Erfahrungen auf dem Gebiete der Säuglingspflege nachweisen können, auf einstimmigen Beschluß einer zu diesem Zwecke gebildeten besonderen Kommission auf sechs bzw. neun Monate verkürzt werden.

Meldungen und Anfragen: Oberbürgermeister. Prospekt zur Verfügung.

b) Stadtcölnische Schule für kommunale Wohlfahrtspflegerinnen (Kreisfürsorgerinnen).

Kommunale Wohlfahrtspflegerinnen (Kreisfürsorgerinnen). Aufnahmebedingungen: Mindestalter 20 Jahre, Gesundheitsattest,

Führungszeugnis, genügende Allgemeinbildung. Lehrgang: Theoretische und praktische Ausbildung erfolgt auf allen Gebieten der sozialen Hygiene. Dauer $1^1/_4$ Jahr. Prüfung. Zeugnis (mit der Verpflichtung, von vier zu vier Jahren einen Wiederholungskursus bei den stadtcölnischen Pflegerinnenschulen oder einer gleichwertigen Schule durchzumachen). Kosten: 60 M.; für Unterkunft und Beköstigung in einer städtischen Krankenanstalt 2 M. täglich (die Schülerinnen sollen während der Ausbildungszeit mindestens 6 Monate im Hospital wohnen).

Bemerkung: Die Ausbildungszeit kann für staatlich geprüfte Krankenpflegerinnen und für solche Personen, die bei genügender allgemeiner Vorbildung bereits größere praktische Erfahrungen auf dem Gebiete der ganzen Wohlfahrtspflege oder in einzelnen Zweigen derselben nachweisen können, auf einstimmigen Beschluß einer zu diesem Zwecke gebildeten Kommission auf sechs bzw. neun Monate verkürzt werden. Besonders befähigten und gut ausgebildeten Schülerinnen kann bei vorzüglichem Prüfungsergebnis die Fähigkeit zugesprochen werden, eine leitende Stellung auf dem sozialhygienischen Arbeitsgebiete (Oberfürsorgerin, Oberschwester) einzunehmen. Mit Rücksicht auf die besonders gründliche Durchbildung, die der umfangreiche Lehrstoff und die Verantwortlichkeit des Berufes erfordert, kann nur eine beschränkte Zahl von Teilnehmerinnen (etwa 10) zu jedem Kursus zugelassen werden. Bevorzugt werden solche Bewerberinnen, die von Städten, Kreisen oder sonstigen öffentlichen Behörden und gemeinnützigen Vereinen zur Ausbildung vorgeschlagen werden.

Meldungen und Anfragen: Oberbürgermeister. Prospekt zur Verfügung.

Zufluchtsstätte und Säuglingsheim der Ortsgruppe Cöln des Deutsch-Evang. Frauenbundes, Cöln a. Rh.

1. **Säuglingskrankenpflegerinnen.** Aufnahmebedingungen: Mindestalter 18 Jahre, evangelische Konfession, höhere Mädchenschule. Lehrgang: Theoretischer und praktischer Unterricht erfolgt durch Arzt und Schwester beim gesunden und kranken Säugling. Dauer 1 Jahr. Prüfung, Zeugnis. Kosten: 10 M. monatlich; gewährt wird freie Wohnung, Beköstigung und Wäsche der Anstaltskleidung.

2. **Säuglingspflegerinnen.** Aufnahmebedingungen: Mindestalter 18 Jahre, evangelische Konfession, Gesundheitsattest, Volksschulbildung. Lehrgang: Theoretischer und praktischer Unterricht erfolgt

durch Arzt und Schwester beim gesunden und kranken Säugling. Dauer ½ Jahr. Kosten: 30 M. monatlich; gewährt wird freie Wohnung, Beköstigung und Wäsche der Anstaltskleidung.

3. **Säuglingswärterinnen.** Aufnahmebedingungen: Mindestalter 18 Jahre, evangelische Konfession, Gesundheitsattest, Volksschulbildung. Lehrgang: Theoretischer und praktischer Unterricht erfolgt durch Arzt und Schwester beim gesunden und kranken Säugling. Dauer 3 Monate. Kosten: 50 M. monatlich; gewährt wird freie Wohnung, Beköstigung und Wäsche der Anstaltskleidung.

4. **Hospitantinnen.** Aufnahmebedingungen: Mindestalter 18 Jahre, evangelische Konfession, Gesundheitsattest. Lehrgang: Theoretischer und praktischer Unterricht erfolgt durch Arzt und Schwester beim gesunden und kranken Säugling. Dauer 3—6 Monate. Kosten: Bei 3 Monaten 50 M. monatlich, bei 6 Monaten 30 M. monatlich; gewährt wird freie Wohnung, Beköstigung und Wäsche der Anstaltskleidung.

Meldungen und Anfragen: Anstaltsleitung. Prospekt zur Verfügung.

Säuglingsheim des Vereins für Säuglingsfürsorge, Crefeld, Peterstr. 71.

Säuglingspflegerinnen. Aufnahmebedingungen: Mindestalter 18 Jahre, Gesundheitsattest, ausreichende allgemeine Bildung. Lehrgang: Theoretischer und praktischer Unterricht erfolgt durch Arzt und Schwester beim gesunden und kranken Säugling. Prüfung, Zeugnis. Kosten: In den ersten 3 Monaten 80 M. monatlich für Wohnung und Beköstigung; in den weiteren 3 Monaten freie Station. Schülerinnen, die außerhalb der Anstalt wohnen und sich selbst verpflegen, bezahlen für die Ausbildung 50 M. monatlich.

Klinik für Kinderheilkunde der Allgemeinen Krankenanstalten der Stadt Düsseldorf, Düsseldorf.

Säuglingskrankenpflegerinnen. Aufnahmebedingungen: Mindestalter 20—21 Jahre, Gesundheitsattest. Lehrgang: Theoretischer und praktischer Unterricht erfolgt durch Arzt und Schwester beim gesunden und kranken Kinde bis zu 12 Jahren. Dauer 1 Jahr. Prüfung auf Wunsch; Zeugnis. Kosten: 25 M. für Dienstkleidung; gewährt wird freie Wohnung, Beköstigung und Wäsche. Kaution: 100 M.

Meldungen und Anfragen: Oberin der städtischen Krankenanstalten, Düsseldorf, Moorenstr. 5. Prospekt zur Verfügung.

Evangelisches Kinderheim, Essen-Ruhr.

1. **Säuglingspflegerinnen.** Aufnahmebedingungen: Mindestalter 18 Jahre, höhere Mädchenschule. Lehrgang: Theoretischer und praktischer Unterricht erfolgt durch Arzt und Schwester beim gesunden und kranken Kinde und in der Milchküche. Dauer 1 Jahr. Keine Prüfung, kein Zeugnis. Kosten: Im ersten Halbjahr 60 M. monatlich für Wohnung und Beköstigung. Vergütung: Im zweiten Halbjahr 60 M. monatlich.

2. **Hospitantinnen.**

Meldungen und Anfragen: Anstaltsleitung.

Säuglingsheim des Kreisvereins vom Roten Kreuz, M.-Gladbach, Mühlenstr. 124.

1. **Säuglingspflegerinnen.** Aufnahmebedingungen: Mindestalter 18 Jahre, Gesundheitsattest, ausreichende allgemeine Bildung. Lehrgang: Theoretischer und praktischer Unterricht erfolgt durch Arzt und Schwester beim gesunden und kranken Kinde bis zu 2 Jahren und in der Säuglingsfürsorgestelle. Dauer 1 Jahr. Keine Prüfung. Zeugnis. Kosten: Im ersten Halbjahr 25 M. monatlich für Wohnung und Beköstigung sowie 10 M. für Wäsche, im zweiten Halbjahr freie Wohnung, Beköstigung und Wäsche.

2. **Hospitantinnen.** Kosten: 50 M. monatlich für Wohnung und Beköstigung.

Meldungen und Anfragen: Oberin der Anstalt. Prospekt zur Verfügung.

Coppelstift, Solingen, Wupperstr. 100.

Säuglingspflegerinnen. Aufnahmebedingungen: Mindestalter 18 Jahre, Gesundheitsattest, gute allgemeine Bildung. Lehrgang: Theoretischer und praktischer Unterricht erfolgt durch Arzt und Schwester beim gesunden und kranken Säugling und in der Milchküche. Dauer 1 Jahr. Kosten entstehen nicht; gewährt wird freie Wohnung und Beköstigung. Kaution: 100 M.

Meldungen und Anfragen: Oberin der Anstalt. Prospekt zur Verfügung.

Verein für Säuglingsfürsorge im Regierungsbezirk Düsseldorf.

Der Verein hält allgemeine Fürsorgekurse für Interessenten aller Berufskreise ab, in denen die Säuglingsfürsorge im engeren Sinne, die Tuberkulosebekämpfung, die Alkoholfrage, die Jugendfürsorge, das Versicherungswesen, das Armenrecht und die Wohnungspflege behandelt werden. Meldungen und Anfragen sind an die Geschäftsstelle des Vereins, Düsseldorf, Werstener Str. 150, zu richten.

Provinz Sachsen.

Universitäts-Säuglingsklinik, Halle a. S., Am Franzosenweg.

Säuglingspflegerinnen. Aufnahmebedingungen: Mindestalter 20 Jahre, Gesundheitsattest. Lehrgang: Theoretischer und praktischer Unterricht erfolgt durch Arzt und Schwester beim gesunden und kranken Säugling. Dauer ½ Jahr. Zeugnis. Kosten für die Ausbildung entstehen nicht. In der Anstalt kann nur eine Schülerin wohnen; Kosten für Wohnung und Beköstigung 60 M. monatlich.

Bemerkung: Schülerinnen, welche die staatliche Anerkennung in der allgemeinen Krankenpflege erwerben wollen, brauchen sich nur noch ½ Jahr in einem allgemeinen Krankenhause auszubilden.

Meldungen und Anfragen: Anstaltsleitung. Prospekt zur Verfügung.

Säuglingsheim des Bundes zur Erhaltung und Mehrung der Volkskraft, Halle a. S.

Säuglingspflegerinnen. Aufnahmebedingungen: Mindestalter 18 Jahre, Gesundheitsattest, höhere Mädchenschule. Lehrgang: Theoretischer und praktischer Unterricht erfolgt durch Arzt und Schwester beim gesunden und kranken Säugling. Dauer ½—1 Jahr. Prüfung, Zeugnis. Kosten: 60 M. monatlich für freie Wohnung und Beköstigung.

Meldungen und Anfragen: Anstaltsleitung. Prospekt zur Verfügung.

Säuglingsheim, Magdeburg, Tismarstr. 1.

1. **Säuglingspflegerinnen.** Aufnahmebedingungen: Mindestalter 18 Jahre, Gesundheitsattest, höhere Schulbildung. Lehrgang: Theoretischer und praktischer Unterricht erfolgt durch Arzt und Schwester beim gesunden Säugling. Dauer ½ Jahr. Kosten: 60 M. monatlich für freie Wohnung, Beköstigung und Wäsche der Anstaltskleider und Schürzen; 15 M. für das halbe Jahr für Bedienung.

2. **Hospitantinnen.** Theoretischer und praktischer Unterricht. Kosten: Je nach Dauer 75—90 M. monatlich für freie Station und 5 M. für Bedienung.

Bemerkung: Mädchen mit Volks- und Mittelschulbildung werden unter anderen Bedingungen je nach ihren Ansprüchen aufgenommen und ausgebildet.

Meldungen und Anfragen: Oberin der Anstalt. Prospekt zur Verfügung.

Provinz Schlesien.

Städtisches Säuglingsheim, Breslau, Schulgasse 13 b.

Säuglingskrankenpflegerinnen (= Schwestern). Aufnahmebedingungen: Mindestalter 18 Jahre, Gesundheitsattest, ausreichende allgemeine Bildung. Lehrgang: Theoretischer und praktischer Unterricht erfolgt durch Arzt und Schwester beim gesunden und kranken Säugling in der Milchküche, Poliklinik und Säuglingsfürsorgestelle. Dauer 2 Jahre. Das erste Jahr gilt als Lehrzeit, nach Ablauf desselben theoretische und praktische Prüfung. Nach Ablauf des zweiten Jahres Zeugnis. Kosten entstehen nicht; gewährt wird freie Wohnung, Beköstigung und Wäsche. Kaution: 200 M. Vergütung: Nach Ablauf der ersten 6 Monate 10 M. Taschengeld monatlich, nach weiteren 6 Monaten 15 M. und nach abermals 6 Monaten 20 M.

Bemerkung: Zurzeit sind Bestrebungen im Gange, eine Verordnung vom Regierungspräsidenten zu erwirken, nach der die Säuglingskrankenpflegerinnen nach vollendetem zweijährigen Kursus in dem Breslauer Krankenhaus einen Kursus in der allgemeinen Krankenpflege anschließen können, um die staatliche Anerkennung als „geprüfte Krankenpflegerin“ zu erlangen. Der Kursus soll mit Rücksicht auf die im Säuglingsheim durchgemachte Lehrzeit statt 1 Jahr ½ Jahr dauern.

Meldungen und Anfragen: Anstaltsleitung. Prospekt zur Verfügung.

Kinderkrippe und Säuglingsheim (Gräfin Poninskasche Stiftung), Glogau.

1. **Säuglingspflegerinnen**, einfache (Wärterinnen). Aufnahmebedingungen: Mindestalter 15 Jahre, Gesundheitsattest, Volksschulbildung. Lehrgang: Praktischer Unterricht erfolgt durch Arzt und

Schwester beim gesunden und kranken Kinde. Dauer 1 Jahr. Zeugnis. Kosten entstehen nicht; gewährt wird freie Wohnung und Beköstigung.

Bemerkung: An jedem Kursus können nur 2 Schülerinnen teilnehmen.

2. **Hospitantinnen** (nur aus Stadt und Kreis Glogau): 3 Monate lang, nur praktische Arbeit, täglich 8—1 Uhr.

Meldungen und Anfragen: Anstaltsleitung.

Provinz Schleswig-Holstein.

Altonaer Kinderhospital, Altona, Treskowallee 38.

Säuglingskrankenpflegerinnen. Lehrgang: Theoretischer und praktischer Unterricht erfolgt durch Arzt und Schwester beim gesunden und kranken Säugling und in der Milchküche. Dauer 1 Jahr. Zeugnis. Kosten: Im ersten Halbjahr 50 M. monatlich für Wohnung, Beköstigung und Wäsche, im zweiten Halbjahr freie Station.

Bemerkung: Für die Ausbildung in der Pflege größerer Kinder ist eine Verlängerung der Lehrzeit um mindestens 1/4 Jahr erforderlich.

Meldungen und Anfragen: Anstaltsleitung. Prospekt zur Verfügung.

Heinrich-Kinder-Hospital (Universitäts-Kinderklinik), Kiel, Lorentzendamm 10.

Säuglingspflegerinnen. Aufnahmebedingungen: Mindestalter 17 Jahre, Gesundheitsattest, höhere Mädchenschule. Lehrgang: Theoretischer und praktischer Unterricht erfolgt durch Arzt und Schwester beim gesunden und kranken Kinde, in der Milchküche, in der Poliklinik und Säuglingsfürsorgestelle. Dauer 1 Jahr. Keine Prüfung, Zeugnis auf Wunsch. Kosten: Im ersten Halbjahr monatlich 25 M., in den ersten 3 Monaten des zweiten Halbjahrs unentgeltlich, im letzten Vierteljahr wird ein monatliches Taschengeld von 10 M. gewährt. Freie Station.

Meldungen und Anfragen: Anstaltsleitung.

Provinz Westfalen.

Säuglingsheim, Dortmund-Eving.

1. **Säuglingskrankenpflegerinnen.** Aufnahmebedingungen: Mindestalter 18 Jahre, Gesundheitsattest, ausreichende allgemeine Bildung. Lehrgang: Theoretischer und praktischer Unterricht erfolgt

durch Arzt und Schwester beim gesunden und kranken Säugling. Dauer 1 Jahr. Zeugnis. Kosten entstehen nicht; gewährt wird freie Wohnung, Beköstigung und Wäsche.

2. **Hospitantinnen.** Kosten: 25 M. monatlich für Wohnung und Beköstigung.

Meldungen und Anfragen: Leitung der städtischen Krankenanstalt in Dortmund-Eving. Prospekt zur Verfügung.

Elisabeth-Krippe (Tag- und Nachtkrippe), Iserlohn.

Säuglingspflegerinnen (Wärterinnen). Aufnahmebedingungen: Mindestalter 15 Jahre, Gesundheitsattest, Volksschulbildung Lehrgang: Theoretischer und praktischer Unterricht erfolgt durch Arzt und Schwester beim gesunden Säugling und Kleinkinde und in der Milchküche. Dauer ½ Jahr. Zeugnis. Kosten entstehen nicht; gewährt wird freie Wohnung, Beköstigung und Wäsche.

Meldungen und Anfragen: Anstaltsleitung.

Säuglingsheim und Säuglingskrankenhaus, Münster i. W., Sentruper Straße 5.

1. a) **Säuglingspflegerinnen.** Aufnahmebedingungen: Mindestalter 20 Jahre, Gesundheitsattest. Lehrgang: Theoretischer und praktischer Unterricht erfolgt durch Arzt und Schwester beim gesunden und kranken Säugling und in der Säuglingsfürsorgestelle. Dauer ½ Jahr. Prüfung, Zeugnis. Kosten: 75 M. monatlich für Wohnung und Beköstigung.

b) **Säuglingspflegerinnen,** einfache (Wärterinnen). Aufnahmebedingungen: Mindestalter 20 Jahre, Gesundheitsattest. Lehrgang: Theoretischer und praktischer Unterricht erfolgt durch Arzt und Schwester beim gesunden und kranken Säugling und in der Säuglingsfürsorgestelle. Dauer ½ Jahr. Prüfung, Zeugnis. Kosten: 45 M. monatlich für Wohnung und Beköstigung.

2. **Hospitantinnen.**

3. **Mutterschulkurs.** 6 Wochen, 3 mal 2 Stunden wöchentlich. Kosten: 40 M. Jährlich einmal.

Meldungen und Anfragen: Anstaltsleitung. Prospekt zur Verfügung.

Provinz Westpreußen.

Säuglingsheim des Vereins für Säuglingsfürsorge, Danzig, Schwarzes Meer 7 a.

1. **Säuglingspflegerinnen.** Aufnahmebedingungen: Alter 18—40 Jahre, Gesundheitsattest, ausreichende allgemeine Bildung. Lehrgang: Theoretischer und praktischer Unterricht erfolgt durch Arzt und Schwester beim gesunden und kranken Kinde bis zu 2 Jahren; allgemeine Krankenpflege für das ältere Kind. Dauer 1 Jahr. Prüfung, Zeugnis. Kosten entstehen nicht; gewährt wird freie Wohnung, Beköstigung und Wäsche. Vergütung: Nach den ersten 6 Monaten 20 M. Taschengeld monatlich.

2. **Mutterschulkurs.** Theoretische Kurse ohne Verpflichtung zur praktischen Arbeit. Dauer 3 Monate. Kosten: 50 M. Zweimal im Jahre.

Meldungen und Anfragen: Oberschwester der Anstalt Prospekt zur Verfügung.

Königreich Bayern.

Säuglingsheim München, Lachnerstr. 39.

1. a) **Säuglingspflegerinnen.** Aufnahmebedingungen: Mindestalter 20 Jahre, Gesundheitsattest und Untersuchung durch den Vertrauensarzt, höhere Schulbildung. Lehrgang: Theoretischer und praktischer Unterricht erfolgt durch Arzt und Schwester beim gesunden und kranken Kinde bis zu 2 Jahren, in der Milchküche und Säuglingsfürsorgestelle. Dauer ½ Jahr. Prüfung, Zeugnis. Kosten: 150 M.; gewährt wird freie Wohnung, Beköstigung und Wäsche.

b) **Säuglingspflegerinnen,** einfache (Wärterinnen). Aufnahmebedingungen: Mindestalter 20 Jahre, Gesundheitsattest und Untersuchung durch den Vertrauensarzt, Volksschulbildung. Lehrgang: Theoretischer und praktischer Unterricht erfolgt durch Arzt und Schwester beim gesunden und kranken Kinde bis zu 2 Jahren, in der Milchküche und Säuglingsfürsorgestelle. Dauer ½ Jahr. Prüfung, Zeugnis. Kosten: 150 M.; gewährt wird freie Wohnung, Beköstigung und Wäsche.

2. **Mutterschulkurs,** 12stündig. Kosten: 10 M. Für sozial Arbeitende unentgeltlich.

Meldungen und Anfragen: Anstaltsleitung. Prospekt zur Verfügung.

Säuglingsheim „Prinzessin-Arnulf-Haus", München, Frühlingstr. 27.

1. **Säuglingspflegerinnen.** Aufnahmebedingungen: Mindestalter 18 Jahre, Gesundheitsattest. Lehrgang: Theoretischer und praktischer Unterricht erfolgt durch Arzt und Schwester beim gesunden und kranken Kinde bis zu 2 Jahren, in der Milchküche und Säuglingsfürsorgestelle. Dauer ½ Jahr. Prüfung, Zeugnis. Kosten: 105 M.; gewährt wird freie Wohnung und Beköstigung.

2. **Hospitantinnen.**

3. **Mutterschulkurs,** 10—12stündig. 2 mal im Jahre.

Meldungen und Anfragen: Leitender Arzt. Prospekt zur Verfügung.

Städtisches Krankenhaus München-Schwabing. Kinderabteilung (früher Gisela-Kinderspital), München-Schwabing, Kölner Platz 1.

Säuglingskrankenpflegerinnen. Aufnahmebedingungen: Mindestalter 20 Jahre, Gesundheitsattest, höhere Mädchenschul- oder gleichwertige Bildung. Lehrgang: Theoretischer und praktischer Unterricht erfolgt durch Arzt und Schwester beim gesunden und kranken Kinde auf der Abteilung, in der Milchküche und im Ambulatorium. Dauer 1 Jahr. Prüfung, Zeugnis. Kosten: 400 M.; gewährt wird freie Wohnung und Beköstigung; Wäschereinigung monatlich 5 M.

Meldungen, Anfragen und Aufnahmebedingungen besorgt die Krankenhausverwaltung.

Nathanstift, Fürth i. B.

1. **Säuglingspflegerinnen.** Aufnahmebedingungen: Alter 18—30 Jahre, Gesundheitsattest, Leumundzeugnis, allgemeine Schulbildung. Lehrgang: Theoretischer und praktischer Unterricht erfolgt durch Arzt und Schwester beim gesunden und kranken Säugling, in der Milchküche und Säuglingsfürsorgestelle. Dauer 1 Jahr. Zeugnis. Kosten: 100 M.; gewährt wird freie Wohnung, Beköstigung und Wäsche, im 2. Halbjahr außerdem ein monatliches Taschengeld von 10 M.

2. **Wochenpflegerinnen.** Aufnahmebedingungen: Mindestalter 20 Jahre, Gesundheitsattest, Leumundszeugnis, allgemeine Schulbildung. Lehrgang: Theoretischer und praktischer Unterricht in der Wochenpflege. Dauer 1 Jahr. Zeugnis. Kosten: 100 M.; gewährt wird freie Wohnung, Beköstigung und Wäsche, im 2. Halbjahr außerdem ein monatliches Taschengeld von 10 M.

Bemerkung: Die Schülerin ist verpflichtet, während des Lehrjahres auch bei Privaten als Wochenpflegerin für Rechnung der Anstalt tätig zu sein.

Meldungen und Anfragen: Anstaltsleitung. Prospekt zur Verfügung.

Städt. Säuglingsheim, Regensburg, Am Schulbergl.

1. **Säuglingspflegerinnen.** Aufnahmebedingung: Gesundheitsattest. Lehrgang: Theoretischer und praktischer Unterricht erfolgt durch Arzt und Oberschwester beim gesunden und kranken Säugling und in der Säuglingsfürsorgestelle. Dauer ½ Jahr. Prüfung, Zeugnis. Kosten: In den ersten 3 Monaten 50 M. monatlich für Wohnung und Beköstigung, in den letzten 3 Monaten freie Wohnung und Beköstigung.

2. **Hospitantinnen.** Theoretischer und praktischer Unterricht in der Säuglingspflege erfolgt durch Arzt und ausgebildete Lehrerin.

3. **Hebammenkurs.** Unterweisung in der Säuglingsfürsorge. Dauer 14 Tage. Kosten: 55 M. einschließlich Verpflegung und Unterkunft. Die Kosten werden zum Teil aus Staats-, Kreis-, Distrikts- oder Vereinsmitteln bestritten.

Meldungen und Anfragen: Anstaltsleitung.

Königreich Sachsen.

Städtisches Säuglingsheim, Dresden, Wormser Str. 4.

1. **Säuglingskrankenpflegerinnen.** (= Schwestern). Aufnahmebedingungen: Mindestalter 18 Jahre, Gesundheitsattest, ausreichende allgemeine Bildung. Lehrgang: Theoretischer und praktischer Unterricht erfolgt durch Arzt und Schwester beim gesunden und kranken Säugling, in der Milchküche, Säuglingsfürsorgestelle und Poliklinik. Dauer 2 Jahre. Nach Ablauf des ersten Jahres Prüfung, Zeugnis. Kaution 150 M. Kosten entstehen nicht, außer 30 M. Kleidergeld; gewährt wird freie Wohnung, Beköstigung und Wäsche. Vergütung: Im 2. Halbjahr wird ein monatliches Taschengeld von 10 M. gewährt, im 3. Halbjahr von 15 M., im 4. Halbjahr und weiter von 20 M.

Bemerkung: Den Schülerinnen ist Gelegenheit zur Erlernung der allgemeinen Krankenpflege und zur Erlangung der staatlichen Anerkennung als „geprüfte Krankenpflegerin" durch Eintritt in die Pflegerinnenschule des Stadtkrankenhauses Johannstadt Dresden gegeben. Wochenpflege kann im Anschluß an den Kursus in einem Kursus in der Königl. Frauenklinik in Dresden gelernt werden.

2. **Mutterschulkurs.** 4—5 Wochen lang, zweimal wöchentlich 1½ Stunden (½8—9 Uhr abends). Kosten: Für Bemittelte 15 M., für Unbemittelte 1 M. Zweimal im Jahre.

Meldungen und Anfragen: Anstaltsleitung. Prospekt zur Verfügung.

Kinderheilanstalt, Dresden, Chemnitzer Str. 14.

Säuglingspflegerinnen. Aufnahmebedingungen: Alter 18—35 Jahre, evangelische Konfession, Gesundheitsattest, höhere Mädchenschul- oder entsprechende Allgemeinbildung. Lehrgang: Theoretischer und praktischer Unterricht erfolgt durch Arzt und Schwester beim gesunden und kranken Kinde und in der Poliklinik. Dauer 9 Monate. Prüfung, Zeugnis. Kosten entstehen nicht; gewährt wird freie Wohnung, Beköstigung und Wäsche. Verpflichtung zur Mitgliedschaft beim Ev. Diakonieverein, Berlin-Zehlendorf (Eintrittsgeld 10 M., Jahresbeitrag 6 M.) während der Lernzeit.

Bemerkung: Will die Schülerin ein Zeugnis über Ausbildung in der allgemeinen Krankenpflege erwerben oder in die Probeschwesternschaft des Vereins eintreten, so muß sie außerdem noch 6 Monate in einem der Seminare (städtische Krankenanstalten zu Danzig, Elberfeld, Erfurt, Magdeburg-Sudenburg, Magdeburg-Altstadt, Stettin und Frankfurt a. M., Bürgerhospital) als Schülerin tätig gewesen sein.

Meldungen und Anfragen: Ev. Diakonieverein, Berlin-Zehlendorf. Prospekt zur Verfügung.

Kinderkrankenhaus und Universitätskinderklinik, Leipzig.

Säuglingskrankenpflegerinnen. Aufnahmebedingungen: Mindestalter 20 Jahre, Gesundheitsattest, gute Schulbildung. Lehrgang: Theoretischer und praktischer Unterricht erfolgt durch Arzt und Schwester beim gesunden und kranken Kinde. Dauer 1 Jahr. Prüfung, Zeugnis. Kosten: 400 M.; gewährt wird freie Wohnung, Beköstigung und Wäsche.

Bemerkung: Die Pflegerinnenschule soll bis auf weiteres hauptsächlich der Gewinnung gebildeter und gut geschulter Pflegerinnen für die eigene Anstalt dienen. Will eine Schülerin nach Beendigung ihrer Lehrzeit sich die staatliche Anerkennung als „geprüfte Krankenpflegerin" erwerben, so ist ihr die Direktion behilflich, daß ihr das nach einer weiteren ½jährigen Ausbildung in einem allgemeinen Krankenhause ermöglicht wird.

Meldungen und Anfragen: Direktion des Kinderkrankenhauses, Leipzig-Reudnitz, Platzmannstr. 1. Prospekt zur Verfügung.

Kinderheim (Säuglings- und Wöchnerinnenheim), Leipzig, Scheffelstraße 42.

1. **Säuglingspflegerinnen.** Aufnahmebedingungen: Mindestalter 19 Jahre, Gesundheitsattest, ausreichende allgemeine Bildung. Lehrgang: Theoretischer und praktischer Unterricht erfolgt durch Arzt und Schwester beim gesunden und kranken Kinde bis zu 3 Jahren, in der Wochenpflege und in der Milchküche. Dauer ½ Jahr. Theoretische und praktische Prüfung, Zeugnis. Kosten: Im ersten Vierteljahr 40 M. monatlich für Wohnung und Beköstigung, im zweiten Vierteljahr freie Station.

2. **Mutterschulkurs,** 1—2 Monate lang, wöchentlich 1 mal.

Meldungen und Anfragen: Oberin der Anstalt. Prospekt zur Verfügung.

Königreich Württemberg.

Säuglingsheilstätte, Stuttgart-Berg, Stuttgarter Str. 42.

1. **Säuglingskrankenpflegerinnen.** Aufnahmebedingungen: Mindestalter 18 Jahre, Gesundheitsattest, ausreichende allgemeine Bildung. Lehrgang: Theoretischer und praktischer Unterricht erfolgt durch Arzt und Schwester beim gesunden und kranken Säugling und in der Milchküche. Dauer 1 Jahr. Prüfung, Zeugnis. Kosten: 450 M. gewährt wird freie Wohnung, Beköstigung und Wäsche.

2. **Säuglingspflegerinnen.** Aufnahmebedingungen: Mindestalter 18 Jahre, Gesundheitsattest, ausreichende allgemeine Bildung. Lehrgang: Theoretischer und praktischer Unterricht erfolgt durch Arzt und Schwester beim gesunden und kranken Säugling und in der Milchküche. Dauer ½ Jahr. Prüfung, Zeugnis. Kosten: 300 M.; gewährt wird freie Wohnung, Beköstigung und Wäsche.

3. **Hospitantinnen.** Ausbildungszeit nach Vereinbarung.

Meldungen und Anfragen: Oberin der Anstalt. Prospekt zur Verfügung.

Säuglingsheim, Tübingen, Cottastr. 19.

Säuglingspflegerinnen. Aufnahmebedingungen: Mindestalter 18 Jahre, Gesundheitsattest, ausreichende allgemeine Bildung. Lehrgang: Theoretischer und praktischer Unterricht erfolgt durch Arzt und Schwester beim gesunden Säugling. Dauer ½ Jahr. Prüfung, Zeugnis. Kosten: 30 M. monatlich, ferner 10 M. für den Ärztekurs; gewährt wird freie Wohnung und Beköstigung.

Meldungen und Anfragen: Oberschwester der Anstalt. Prospekt zur Verfügung.

Großherzogtum Baden.

Hilda-Kinderklinik (Universitäts-Kinderklinik), Freiburg i. Br.

1. **Säuglingskrankenpflegerinnen.** Aufnahmebedingungen: Alter 18—30 Jahre, Gesundheitsattest, höhere Mädchenschule oder gleichwertige Bildung. Lehrgang: Theoretischer und praktischer Unterricht erfolgt durch Arzt und Schwester beim gesunden und kranken Kinde. Dauer 1 Jahr. Prüfung, Zeugnis. Kosten: 100 M.; gewährt wird freie Wohnung und Beköstigung.

2. **Mutterschulkurs**, 3stündig. Kosten: 20 M.

Meldungen und Anfragen: Verwaltung der klinischen Krankenhäuser, Freiburg i. Br. Prospekt zur Verfügung.

Universitäts-Kinderklinik (Luisenheilanstalt), Heidelberg.

1. **Säuglingspflegerinnen.** Aufnahmebedingungen: Mindestalter 20 Jahre, Gesundheitsattest, höhere Schulbildung. Lehrgang: Theoretischer und praktischer Unterricht erfolgt durch Arzt und Schwester beim gesunden und kranken Kinde bis zu 14 Jahren und in der Milchküche. Dauer ½ Jahr. Prüfung, Zeugnis. Kosten: 300 M. (auf begründete Eingabe kann das Kursgeld auf 200 M. ermäßigt werden); gewährt wird freie Wohnung, Beköstigung und Wäsche.

Meldungen und Anfragen: Direktion der Luisenheilanstalt. Prospekt zur Verfügung.

2. **Hospitantinnen.** Aufnahmebedingungen: Mindestalter 20 Jahre, Gesundheitsattest, höhere Schulbildung. Lehrgang: Theoretischer und praktischer Unterricht erfolgt durch Arzt und Schwester beim gesunden und kranken Kinde bis zu 14 Jahren. Prüfung, Zeugnis. Kostgeld: 50 M. monatlich; Wohnung außerhalb der Anstalt (Zimmer 20—25 M. monatlich).

Meldungen und Anfragen: Oberin der Luisenheilanstalt. Prospekt zur Verfügung.

Hildahaus (Tag- und Nachtkrippe) des Badischen Frauenvereins, Karlsruhe, Scheffelstr. 37.

1. **Säuglingspflegerinnen.** Aufnahmebedingungen: Mindestalter: In der Regel nicht unter 20 Jahre, Gesundheitsattest, höhere Mädchenschule. Lehrgang: Theoretischer Unterricht durch den Anstaltsarzt, praktischer Unterricht in der Krippe des Hildahauses und in der Kinderabteilung eines Krankenhauses. Kosten: 500 M. ausschließlich Wohnung, Beköstigung und Wäsche.

2. **Kinderwärterinnen.** Aufnahmebedingungen: Mindestalter 15 Jahre, Gesundheitsattest, Volksschulbildung. Lehrgang: Die Mädchen erhalten praktische Ausbildung in der Kinderkrippe. Dauer 3 Jahre. Prüfung, Zeugnis. Kosten entstehen nicht; gewährt wird freie Wohnung und Beköstigung, ferner je nach Leistung nach dem ersten Halbjahr Taschengeld.

Meldungen und Anfragen: Badischer Frauenverein (Abteiung II für Kinderpflege), Karlsruhe i. B., Gartenstr. 49.

Luisenhaus (Tag- und Nachtkrippe) des Badischen Frauenvereins, Karlsruhe, Bahnhofstr. 56.

1. **Säuglingspflegerinnen.** Aufnahmebedingungen: Mindestalter 17 Jahre, Gesundheitsattest, Volksschulbildung. Lehrgang: Theoretischer Unterricht erfolgt durch Anstaltsarzt und praktische Ausbildung in der Kinderkrippe. Dauer 6 Monate Prüfung, Zeugnis. Kosten: Für Interne 360 M.; gewährt wird freie Wohnung und Beköstigung. Für Externe 240 M.; ohne Wohnung und Beköstigung. Stadtschülerinnen, die nur tagsüber Beköstigung erhalten, zahlen 300 M.

2. **Kinderwärterinnen.** Aufnahmebedingungen: Mindestalter 15 Jahre, Gesundheitsattest, Volksschulbildung. Lehrgang: Die Mädchen erhalten praktische Ausbildung in der Kinderkrippe. Dauer 3 Jahre. Prüfung, Zeugnis. Kosten entstehen nicht; gewährt wird freie Wohnung und Beköstigung, ferner je nach Leistung nach dem ersten Halbjahr Taschengeld.

3. **Hospitantinnen.** Dauer 3 Monate. Kosten: 25 M. monatlich, ohne Wohnung und Beköstigung.

Meldungen und Anfragen: Badischer Frauenverein (Abteilung II für Kinderpflege), Karlsruhe i. B., Gartenstr. 49.

Badischer Landesausschuß für Säuglingsfürsorge in Karlsruhe.

Der Landesausschuß hat einen Kursus für Fürsorgeschwestern und Wanderlehrerinnen für Säuglingspflege eingerichtet. Die Aufnahme-lehrerinnen für Säuglingspflege eingerichtet. Die Aufnahmebedingungen sind: Mindestalter 20 Jahre, Gesundheitsattest, Leumundszeugnis, höhere Mädchenschule. Lehrgang und Dauer: Abteilung A (theoretische und praktische Ausbildung in allgemeiner Krankenpflege, speziell in der Pflege kranker Säuglinge und älterer Kinder): 6 Monate; Abteilung B (Pflege und Beobachtung des gesunden Säuglings in einer Säuglingskrippe): 6 Wochen; Abteilung C (Kenntnis der Wochenbettpflege und der Pflege des Neugeborenen): 1 Monat; Abteilung D (Ausbildung in der offenen Säuglingsfürsorge im allgemeinen): 3½ Monate. Die Ausbildung in der Abteilung A geschieht in einer der Universitätskliniken Heidelberg oder Freiburg, in den übrigen Abteilungen in Karlsruhe. Zeugnis, das zur Führung des Titels „Fürsorgeschwester" berechtigt.

Bemerkung: Alle 3 Jahre findet in Karlsruhe ein kurzer Fortbildungskurs für ausgebildete Pflegerinnen von 2—3wöchiger Dauer statt, welcher die wichtigsten Gebiete der Fürsorgetätigkeit umfaßt.

Großherzogtum Hessen.

Hier bestehen staatliche Vorschriften für die Ausbildung des Pflegepersonals (siehe S. 52)[1].

Gr. Zentrale für Mutter- und Säuglingsfürsorge in Hessen, Darmstadt, Heinheimer Str. 21.

1. **Kinderkrankenpflegerinnen**[2]. Aufnahmebedingungen: Alter 20—34 Jahre, Gesundheitsattest, höhere Mädchenschule oder gleich-

[1] Staatlich anerkannte Säuglingspflegerinnenschulen in Hessen sind das Eleonorenheim (Mutter- und Säuglingsheim), Darmstadt, Heinheimer Straße 21, und die Universitäts-Kinderklinik, Gießen, Friedrichstr. 16.

[2] In Hessen ist die offizielle Bezeichnung für Säuglingskrankenpflegerinnen „Kinderkrankenpflegerinnen".

wertige Schulbildung. Lehrgang: Theoretischer und praktischer Unterricht erfolgt durch Arzt und Schwester beim gesunden und kranken Kinde bis zu 12 Jahren. Dauer 2 Jahre (davon mindestens 1 Jahr in der Universitäts-Kinderklinik in Gießen und 1—2 Monate in der Außenfürsorge). Staatliche Prüfung, Zeugnis (Ausweis für staatlich anerkannte Kinderkrankenpflegerinnen). Kosten im Eleonorenheim: 45 M. monatlich für Beköstigung; gewährt wird freie Wohnung und Wäsche, ferner im 2. Halbjahr ein monatliches Taschengeld von 10 M.

Bemerkung: Die geprüfte Kinderkrankenpflegerin kann mit Genehmigung des Gr. Ministeriums des Innern zur Prüfung als staatlich anerkannte Kinderkrankenpflegerin zugelassen werden.

2. **Säuglingspflegerinnen.** Aufnahmebedingungen: Mindestalter 20 Jahre, Gesundheitsattest, gute allgemeine Vorbildung. Lehrgang: Theoretischer und praktischer Unterricht erfolgt durch Arzt und Schwester beim gesunden und kranken Säugling. Dauer 1 Jahr (davon 1/4 Jahr im Eleonorenheim, 1/2 Jahr in der Universitäts-Kinderklinik in Gießen und 1/4 Jahr im Haushalt, Fröbelseminar und in der Kinderstube. Staatliche Prüfung, Zeugnis (Ausweis für staatlich anerkannte Säuglingspflegerinnen). Kosten: 45 M. monatlich für Beköstigung; gewährt wird freie Wohnung und Wäsche, ferner im 2. Halbjahr ein monatliches Taschengeld von 10 M.

Bemerkung: Staatlich geprüfte Krankenpflegerinnen können nach halbjähriger Teilnahme an dem Lehrgang für Säuglingspflegerinnen zur Prüfung als Säuglingspflegerinnen zugelassen werden. Zur Prüfung als Krankenpflegerinnen können sie nach bestandener Prüfung als Säuglingspflegerinnen und nach halbjährigem Besuch eines Lehrgangs für Kinderkrankenpflegerinnen zugelassen werden. (§ 6 der Vorschriften über die staatliche Prüfung von Säuglingspflegerinnen und Kinderkrankenpflegerinnen.)

3. **Hospitantinnen.** Mindestens 3 Monate. Kosten: 30 M. monatlich für Unterricht, 45 M. monatlich für Wohnung, Beköstigung und Wäsche.

Meldungen und Anfragen: Gr. Zentrale für Mutter- und Säuglingsfürsorge in Hessen, Darmstadt, Heinheimer Str. 21. Prospekt zur Verfügung.

Säuglingsheim, Gießen, Wetzsteingasse 43.

Säuglingspflegerinnen. Aufnahmebedingungen: Mindestalter 18 Jahre, Gesundheitsattest, ausreichende allgemeine Bildung. Lehrgang: Theoretischer und praktischer Unterricht erfolgt durch Arzt und Schwester beim gesunden und kranken Säugling, in der Milchküche und Säuglingsfürsorgestelle. Dauer 1 Jahr. Zeugnis. Kosten entstehen nicht; gewährt wird freie Wohnung, Beköstigung und Wäsche, ferner eine jährliche Vergütung von 120 M.

Meldungen und Anfragen: Oberschwester der Anstalt. Prospekt zur Verfügung.

Säuglingsheim des Mainzer Krippenvereins, Mainz, Breidenbacher Straße 21.

Säuglingspflegerinnen. Aufnahmebedingungen: Alter 20 bis 30 Jahre, Gesundheitsattest. Lehrgang: Theoretischer und praktischer Unterricht erfolgt durch Arzt und Schwester beim gesunden und kranken Säugling und in der Milchküche. Dauer ½ Jahr. Prüfung, Zeugnis. Kosten entstehen nicht; gewährt wird freie Wohnung, Beköstigung und Wäsche der Dienstkleidung.

Meldungen und Anfragen: Vorstand des Mainzer Krippen-Vereins. Prospekt zur Verfügung.

Großherzogtum Mecklenburg-Schwerin.

Pflegerinnenschulen — mit Ausnahme des Säuglingsheims Petersdorf, das aber nur in einem vierteljährigen Kursus ausbildet — bestehen nicht.

Großherzogtum Mecklenburg-Strelitz.

Pflegerinnenschulen bestehen nicht.

Großherzogtum Oldenburg.

Pflegerinnenschulen bestehen nicht.

Großherzogtum Sachsen-Weimar.

Hier bestehen staatliche Vorschriften für die Ausbildung des Pflegepersonals (siehe S. 58).

Feodoraheim des Hauptfrauenvereins, Weimar. Am alten Kirchhof 4.

Säuglingspflegerinnen. Aufnahmebedingungen: Alter 19 bis 40 Jahre, Gesundheitsattest, Führungszeugnis, allgemeine Schulbildung.

Lehrgang: Theoretischer und praktischer Unterricht erfolgt durch Arzt und Schwester beim gesunden Säugling im Säuglingsheim und in der Milchküche, beim gesunden Kinde im Kinderheim; Erziehung des Kindes in den ersten Lebensjahren. Dauer ½ Jahr. Staatliche Prüfung, Zeugnis. Kosten: 2 M. täglich für Wohnung, Beköstigung und Tisch- und Bettwäsche.

Meldungen und Anfragen: Anstaltsleitung. Prospekt zur Verfügung.

Herzogtum Anhalt.

Pflegerinnenschulen bestehen nicht.

Herzogtum Braunschweig.

Pflegerinnenschulen bestehen nicht.

Herzogtum Sachsen-Altenburg.

Pflegerinnenschulen bestehen nicht.

Herzogtum Sachsen-Coburg-Gotha.

Pflegerinnenschulen bestehen nicht.

Herzogtum Sachsen-Meiningen.

Pflegerinnenschulen bestehen nicht.

Fürstentum Lippe-Detmold.

Pflegerinnenschulen bestehen nicht.

Fürstentum Schaumburg-Lippe.

Pflegerinnenschulen bestehen nicht.

Fürstentum Reuß ä. L.

Pflegerinnenschulen bestehen nicht.

Fürstentum Reuß j. L.

Pflegerinnenschulen bestehen nicht.

Fürstentum Schwarzburg-Rudolstadt.

Pflegerinnenschulen bestehen nicht.

Fürstentum Schwarzburg-Sondershausen.

Pflegerinnenschulen bestehen nicht.

Fürstentum Waldeck und Pyrmont.

Pflegerinnenschulen bestehen nicht.

Reichsland Elsaß-Lothringen.

Säuglingsheilstätte (mit Kinder- und Mütterheim), Straßburg i. E., Ecke Spitalstraße und Louis Pasteur-Staden.

1. **Säuglingspflegerinnen.** Aufnahmebedingungen: Mindestalter 18 Jahre, Gesundheitsattest, ausreichende allgemeine Bildung. Lehrgang: Theoretischer und praktischer Unterricht erfolgt durch Arzt und Schwester beim gesunden und kranken Kinde bis zu 5 Jahren und in der Milchküche. Dauer 1 Jahr. Prüfung, Zeugnis. Kosten: 300 M.; gewährt wird freie Wohnung, Beköstigung und Wäsche.

2. **Hospitantinnen.** Aufnahmebedingungen: Mindestalter 18 Jahre, Gesundheitsattest, ausreichende allgemeine Bildung. Dauer 3—6 Monate. Kosten: Für 3 Monate 300 M., für 6 Monate 500 M.; gewährt wird freie Wohnung, Beköstigung und Wäsche.

Meldungen und Anfragen: Anstaltsleitung. Prospekt zur Verfügung.

Freie und Hansestadt Bremen.

Verein Mütter- und Säuglingsheim (Abteilung Säuglingsheim Bremen), Bremen, Prangenstr. 87 (Tagkrippe) und Kirchbachstr. 206 (Säuglingsheim) und Kinderkrankenhaus, Bremen, Horner Straße.

1. **Säuglingskrankenpflegerinnen.** Aufnahmebedingungen: Alter 18—35 Jahre, Gesundheitsattest, höhere Mädchenschule oder Lyzeum. Lehrgang: Theoretischer und praktischer Unterricht erfolgt

durch Arzt und Schwester beim gesunden und kranken Kinde bis zu 2 Jahren, in der Milchküche und Säuglingsfürsorgestelle. Dauer 1 Jahr (9 Monate in den Heimen, 3 Monate im Kinderkrankenhaus). Zeugnis. Kosten: 30 M. monatlich für Wohnung und Beköstigung.

Meldungen und Anfragen: Vorsitzende der Abteilung Säuglingsheim Bremen oder Kinderkrankenhaus, Bremen, Horner Straße. Prospekt zur Verfügung.

Bemerkung: Geprüfte Kindergärtnerinnen werden praktisch und theoretisch 4 Wochen in der Säuglings- und Kinderpflege unterwiesen.

2. **Säuglingspflegerinnen**, einfache (Wärterinnen). Aufnahmebedingungen: Gesundheitsattest, gute Volksschulbildung. Lehrgang: Theoretischer und praktischer Unterricht in den Heimen; Behandlung der Kinderwäsche, Reinigung der Kinderräume. Dauer ½ Jahr. Zeugnis. Kosten entstehen nicht; gewährt wird freie Wohnung, Beköstigung und Wäsche.

Meldungen und Anfragen: Vorsitzende der Abteilung Säuglingsheim Bremen. Prospekt zur Verfügung.

3. **Hospitantinnen.** Aufnahmebedingung: Mindestalter 16 Jahre. Lehrgang: Praktischer Unterricht; auf Wunsch theoretischer Unterricht gegen Honorar. Wohnung und Beköstigung außerhalb der Anstalt.

Meldungen: Persönliche Vorstellung erwünscht. Prospekt zur Verfügung.

4. **Mutterschulkurs**, 12—15stündig. Kosten: 10 M.

Freie und Hansestadt Hamburg.

Hier bestehen staatliche Vorschriften für die Ausbildung des Pflegepersonals (siehe S. 61).

Säuglingsabteilung des Hamburgischen Waisenhauses, Hamburg.

1. **Säuglingspflegerinnen.** Aufnahmebedingungen: Alter 18—30 Jahre, Gesundheitsattest, höhere Mädchenschule. Lehrgang: Theoretischer und praktischer Unterricht erfolgt durch Arzt und Schwester beim gesunden und kranken Kinde bis zu 2 Jahren und in der Milchküche. Dauer 1 Jahr. Staatliche Prüfung, Zeugnis. Kosten entstehen nicht; gewährt wird freie Wohnung, Beköstigung und Wäsche.

Bemerkung: Eine völlige Neuordnung der Säuglingspflegerinnenschule ist zurzeit in Vorbereitung auf Grund der Verordnung des Senats vom 17. Februar 1915, betreffend das untere Heil- und Pflegepersonal. Diese Verordnung führt die Prüfung als staatlich anerkannte „geprüfte Säuglingspflegerin" ein, welche vor der Prüfungskommission des Medizinal-Kollegiums abgelegt und durch ein Prüfungszeugnis anerkannt wird.

2. **Mutterschulkurs.** Theoretischer Kurs, 1/4 Jahr lang, 2 mal wöchentlich. Unentgeltlich.

Meldungen und Anfragen: Anstaltsleitung. Prospekt zur Verfügung.

Hamburger Säuglingsheim, Hamburg, Heinrich Barth Str. 30.

1. **Säuglingspflegerinnen.** Aufnahmebedingungen: Alter 18—35 Jahre, Gesundheitsattest, ausreichende Bildung. Lehrgang: Theoretischer und praktischer Unterricht durch Arzt und Schwester beim gesunden und kranken Säugling. Dauer 1 Jahr. Zeugnis. Kosten: 100 M. für den Unterricht; im ersten Halbjahr 50 M. monatlich für Wohnung, Beköstigung, Wäsche und Anstaltskleidung; im letzten Halbjahr freie Station.

2. **Hospitantinnen** (Tagesschülerinnen). Aufnahmebedingungen: Alter 18—35 Jahre, Gesundheitsattest, ausreichende Bildung. Lehrgang: Theoretischer und praktischer Unterricht erfolgt durch Arzt und Schwester beim gesunden und kranken Säugling. Dauer 3 Monate. Kosten: 100 M. monatlich für Unterricht und Beköstigung.

3. **Mutterschulkurs.** Stundenweise nach Vereinbarung. Kosten: 25 M. monatlich.

Meldungen und Anfragen: Oberin der Anstalt. Prospekt zur Verfügung.

Freie und Hansestadt Lübeck.

Kinderhospital, Lübeck, Kahlhorststr. 31/33.

Säuglingspflegerinnen. Aufnahmebedingungen: Mindestalter 20 Jahre, Gesundheitsattest, ausreichende allgemeine Bildung. Lehrgang: Theoretischer und praktischer Unterricht erfolgt durch Arzt und Schwester beim gesunden und kranken Kinde bis zu 2 Jahren. Dauer 1 Jahr. Prüfung, Zeugnis. Kosten: 300 M.; gewährt wird freie Wohnung, Beköstigung und Wäsche.

Meldungen und Anfragen: Anstaltsleitung. Prospekt zur Verfügung.

III. Staatliche Vorschriften für die Ausbildung des Säuglingspflegepersonals.

Nachstehend sind die staatlichen Vorschriften für die Ausbildung des Säuglingspflegepersonals in den Großherzogtümern Hessen und Sachsen-Weimar sowie in der Freien und Hansestadt Hamburg aufgeführt. Dies sind die einzigen Bundesstaaten, die bisher gesetzliche Bestimmungen erlassen haben.

Bekanntmachung des Großherzoglich Hessischen Ministeriums des Innern vom 15. Juli 1914, die Vorschriften über die staatliche Prüfung von Säuglingspflegerinnen und Kinderkrankenpflegerinnen betreffend[1]).

Die nachstehenden, von uns erlassenen Vorschriften über die staatliche Prüfung von Säuglingspflegerinnen und Kinderkrankenpflegerinnen Im Großherzogtum werden hierdurch zur öffentlichen Kenntnis gebracht.

Vorschriften über die staatliche Prüfung von Säuglingspflegerinnen und Kinderkrankenpflegerinnen.

§ 1. Die Prüfungen werden in dem Eleonorenheim der Großherzoglichen Zentrale für Mutter- und Säuglingsfürsorge in Hessen und in der Universitäts-Kinderklinik in Gießen abgehalten.

Die Prüfungskommission besteht aus dem Referenten in der Abteilung für öffentliche Gesundheitspflege bei Großherzoglichem Ministerium des Innern als Vorsitzenden, dem Direktor der Großherzoglichen Zentrale für Mutter- und Säuglingsfürsorge in Hessen, dem Direktor der Universitäts-Kinderklinik an der Landesuniversität und dem Lehrer der Säuglingspflege im Eleonorenheim.

Für ein verhindertes Mitglied beruft der Vorsitzende jeweils einen Stellvertreter.

§ 2. Zu den Prüfungen werden nur Frauen und Mädchen zugelassen, die mindestens 21 und nicht älter als 35 Jahre sind.

[1]) Reg.-Bl. 1914, S. 305.

§ 3. Der Zeitpunkt der Prüfung wird von dem Vorsitzenden der Prüfungskommission in der „Darmstädter Zeitung" bekanntgegeben. In der Regel finden die Prüfungen nach Beendigung eines jeden Lehrgangs in der Säuglingspflege und Kinderkrankenpflege in den Anstalten der Großherzoglichen Zentrale für Mutter- und Säuglingsfürsorge statt.

§ 4. Gesuche um Zulassung zur Prüfung sind an den Vorsitzenden der Prüfungskommission unter Beifügung der erforderlichen Nachweise zu richten.

Bewerberinnen, deren Gesuche später als 2 Wochen vor dem Beginn der Prüfung eingehen, haben keinen Anspruch auf Zulassung.

§ 5. Dem Zulassungsgesuch sind beizufügen:

1. der Nachweis des nach § 2 geforderten Lebensalters,
2. ein behördliches Leumundszeugnis,
3. der Nachweis der erworbenen Schulbildung, mindestens der erfolgreich zum Abschluß gebrachten Volksschulbildung,
4. ein selbständig verfaßter und eigenhändig geschriebener Lebenslauf,
5. der Nachweis körperlicher und geistiger Tauglichkeit zur Säuglingspflege oder Kinderkrankenpflege,
6. der Nachweis der einjährigen, erfolgreichen und einwandfreien Teilnahme an einem zusammenhängenden Lehrgang in einem Säuglingsheim, dem die Berechtigung zur Abhaltung von Lehrgängen durch Großherzogliches Ministerium des Innern, Abteilung für öffentliche Gesundheitspflege, verliehen worden ist;
7. für Zulassung zur Prüfung als Kinderpflegerin wird außerdem gefordert:
   a) der Nachweis der erfolgreich bestandenen Prüfung als Säuglingspflegerin,
   b) der Nachweis der einjährigen erfolgreichen und einwandfreien Teilnahme an einem zusammenhängenden Lehrgang der Kinderkrankenpflege in einem Kinderkrankenhause, dem die Berechtigung zur Abhaltung von Lehrgängen durch Großherzogliches Ministerium des Innern, Abteilung für öffentliche Gesundheitspflege, verliehen worden ist.

Die Nachweise zu Nr. 5 und 6 werden geführt durch ein schriftliches Zeugnis des Arztes der Pflegeschule.

Der Vorsitzende der Prüfungskommission entscheidet über die Zulassung der Bewerberinnen.

§ 6. Staatlich geprüfte Krankenpflegerinnen können nach halbjähriger Teilnahme an dem Lehrgang für Säuglingspflegerinnen zur Prüfung als Säuglingspflegerinnen zugelassen werden.

Zur Prüfung als Krankenpflegerinnen können sie nach bestandener Prüfung als Säuglingspflegerinnen und nach halbjährigem Besuch eines Lehrgangs für Kinderkrankenpflegerinnen zugelassen werden.

§ 7. Frauen oder Mädchen, die den vorgeschriebenen Lehrgang nicht zurückgelegt haben, können durch Großherzogliches Ministerium des Innern, Abteilung für öffentliche Gesundheitspflege, ausnahmsweise zur Prüfung zugelassen werden, wenn sie den Nachweis einer nach Ermessen mindestens gleichwertigen Ausbildung in der Säuglingspflege beibringen und die übrigen in § 5 genannten Zulassungsbedingungen erfüllen. Die ärztliche Bescheinigung über die körperliche und geistige Tauglichkeit muß alsdann von einem beamteten Arzt ausgestellt werden.

§ 8. Die Geschäfte vor, während und nach der Prüfung leitet der Vorsitzende.

§ 9. In der Regel sollen nicht mehr als 6 Prüflinge gleichzeitig geprüft werden.

Der Zeitpunkt der Prüfung wird im Einvernehmen mit dem Vorstand der Anstalt, in der die Prüfung abgehalten wird, bestimmt; die Bewerberinnen werden spätestens eine Woche vor Beginn der Prüfung geladen.

§ 10. Für die Teilnehmerinnen eines Lehrganges ist die bei dessen Schluß stattfindende Prüfung gebührenfrei.

Andere Teilnehmerinnen haben für die Prüfung eine Gebühr von 10 M. vor Beginn der Prüfung an die Zentrale für Mutter- und Säuglingsfürsorge und zu deren Gunsten zu entrichten.

Wer von der Prüfung spätestens 2 Tage vor ihrem Beginn zurücktritt, erhält die bereits entrichtete Prüfungsgebühr zurück.

Die Prüflinge treten für die Dauer der Prüfung in die Verpflegung der Anstalt. Die Entschädigung hierfür ist von ihnen an die Anstaltsverwaltung zu zahlen.

§ 11. Die Prüfung zerfällt in einen praktischen und theoretischen Teil und erstreckt sich auf folgende Gegenstände:

1. Für Säuglingspflegerinnen:
   a) die für die Pflege der Säuglinge notwendigen Kenntnisse, insbesondere über den Bau und die Verrichtung der Körperorgane und über die Entwicklung des Säuglings;
   b) die Ernährung des gesunden Säuglings sowie die Zubereitung der künstlichen Säuglingsnahrung;
   c) die Grundlehren der allgemeinen Gesundheitspflege, insbesondere

über die Wohnung und die Kleidung und über die Wartung des Säuglings;

d) die rechtzeitige Erkennung von Störungen der Gesundheit, insbesondere der Ernährung, und die ersten selbständigen Maßnahmen bei diesen Störungen bis zur Ankunft des Arztes; die hauptsächlichsten Grundsätze und Fertigkeiten in der Pflege des kranken Säuglings, soweit sie in der Familienpflege unter Leitung des Arztes zu leisten sind;

e) die Erziehung des Kindes im ersten Lebensjahr;

f) die Reinhaltung des Zimmers und die Instandhaltung der Kleidung, der Wäsche und des Bettes für den Säugling;

g) die Organisation der Mutter- und Säuglingsfürsorge in Hessen;

h) die Wartung des Säuglings während 24 Stunden.

2. Für Kinderkrankenpflegerinnen:

Die unter 1 a—g angeführten Gegenstände, jedoch erweitert insbesondere in bezug auf

i) Kenntnisse über Asepsis, Antisepsis, ansteckende Krankheiten, Seuchen, Vorbeugungsmaßregeln gegen die Verbreitung von ansteckenden Krankheiten;

k) Hilfeleistung bei ärztlichen Maßnahmen, Untersuchungen, chirurgischen Eingriffen, Punktionen, Magenspülungen, Infusionen, Einläufen usw., Instrumentenkunde;

l) Kenntnis und Zubereitung der Krankenkost;

m) eine Tag- und eine Nachtwache bei einem kranken Kinde und Anfertigung der Krankengeschichte.

In der praktischen Prüfung sollen die Prüflinge ihre Kenntnisse in der Ausführung ärztlicher Verordnungen, in der Wartung und Ernährung der Säuglinge oder kranker Kinder, in der Hilfeleistung bei Operationen und in der ersten Hilfeleistung bei Unglücksfällen oder plötzlichen Erkrankungen praktisch dartun.

Es ist darauf zu achten, daß den Prüflingen die zur Erholung erforderliche Zeit freigelassen wird.

§ 12. Die Gegenstände und das Ergebnis der Prüfung werden für jeden Prüfling in einer Niederschrift vermerkt, die von sämtlichen Mitgliedern der Prüfungskommission unterschrieben wird.

§ 13. Die Prüfungsnoten sind: sehr gut, gut, genügend und ungenügend.

Wer die Gesamtnote „ungenügend" erhält, hat die Prüfung nicht bestanden.

Über die Gesamtnote entscheidet die Prüfungskommission mit Stimmenmehrheit. Bei Stimmengleichheit gibt der Vorsitzende den Ausschlag.

§ 14. Nach der Prüfung reicht der Vorsitzende die Prüfungsverhandlungen an das Ministerium des Innern, Abteilung für öffentliche Gesundheitspflege, zur staatlichen Anerkennung der Säuglingspflegerinnen und Kinderkrankenpflegerinnen ein. Im Falle der Anerkennung wird ein Zeugnis nach den anliegenden Mustern A und B erteilt.

Die nicht bestandene oder abgebrochene Prüfung kann nicht öfter als zweimal und frühestens nach 6 Wochen, spätestens nach einem Jahr wiederholt werden. Ausnahmen können durch das Ministerium des Innern, Abteilung für öffentliche Gesundheitspflege, aus besonderen Gründen bewilligt werden.

§ 15. Prüflinge, die die Prüfung nicht bestanden haben, erhalten die eingereichten Nachweise von dem Vorsitzenden der Prüfungskommission zurück, nachdem auf dem Zeugnis über die Ausbildung (§ 5 Ziffer 6) ein Vermerk über den Ausfall der Prüfung gemacht und von der Prüfungskommission unterschrieben worden ist.

§ 16. Die in einem anderen Bundesstaate auf Grund mindestens gleicher Anforderungen erteilte Anerkennung als Säuglingspflegerin oder als Kinderkrankenpflegerin kann vom Großherzoglichen Ministerium des Innern, Abteilung für öffentliche Gesundheitspflege, auch für das Großherzogtum anerkannt werden.

§ 17. Die vor dem Erlaß dieser Vorschriften vor der Prüfungskommission der Großherzoglichen Zentrale für Mutter- und Säuglingsfürsorge in Hessen erfolgreich abgelegten Prüfungen können vom Großherzoglichen Ministerium des Innern, Abteilung für öffentliche Gesundheitspflege, als gleichwertig mit den nach diesen Vorschriften bestandenen angesehen werden. Den Geprüften können nachträglich Zeugnisse nach § 14 erteilt werden.

§ 18. Das Ministerium des Innern, Abteilung für öffentliche Gesundheitspflege, kann die staatliche Anerkennung als Säuglingspflegerin oder Kinderkrankenpflegerin zurücknehmen, wenn Tatsachen vorliegen, die den Mangel der Eigenschaften dartun, die für die Ausübung dieses Berufes erforderlich sind, oder wenn die Pflegerin den in Ausübung der staatlichen Aufsicht erlassenen Vorschriften beharrlich zuwiderhandelt.

Muster A.

Ausweis
für staatlich anerkannte Säuglingspflegerinnen.

.... geboren am ....
in.......................... hat vor der staatlichen Prüfungskommission in.......................... die Prüfung für Säuglingspflegerinnen mit der Note .... bestanden und besitzt die zur Ausübung der Säuglingspflege erforderlichen Eigenschaften.

Sie erhält hiermit die Bescheinigung, daß sie als Säuglingspflegerin staatlich anerkannt ist.

Wenn Tatsachen bekannt werden, die den Mangel der Eigenschaften dartun, die zur Ausübung der Säuglingspflege erforderlich sind, oder wenn die Inhaberin den in Ausübung der staatlichen Aufsicht erlassenen Vorschriften beharrlich zuwiderhandelt, bleibt die Zurücknahme dieser Anerkennung vorbehalten.

Darmstadt, den .... 19....

Großherzogliches Ministerium des Innern,
Abteilung für öffentliche Gesundheitspflege.

(Dienststempel.)

Muster B.

Ausweis
für staatlich anerkannte Kinderkrankenpflegerinnen.

.............................., geboren am ....
in ...., hat vor der staatlichen Prüfungskommission in .... die Prüfung für Kinderkrankenpflegerinnen mit der Note .... bestanden und besitzt die zur Ausübung der Kinderkrankenpflege erforderlichen Eigenschaften.

Sie erhält hiermit die Bescheinigung, daß sie als Kinderkrankenpflegerin staatlich anerkannt ist.

Wenn Tatsachen bekannt werden, die den Mangel der Eigenschaften dartun, die zur Ausübung der Kinderkrankenpflege erforderlich sind, oder wenn die Inhaberin den in Ausübung der staatlichen Aufsicht erlassenen Vorschriften beharrlich zuwiderhandelt, bleibt die Zurücknahme dieser Anerkennung vorbehalten.

Darmstadt, den .... 19....

Großherzogliches Ministerium des Innern,
Abteilung für öffentliche Gesundheitspflege.

(Dienststempel.)

Prüfungsordnung für Säuglingspflegerinnen. Verordnung des Großherzoglich Sächsischen Staatsministeriums in Weimar vom 23. Dezember 1913[1]).

Mit höchster Ermächtigung Seiner Königlichen Hoheit des Großherzogs wird über staatliche Prüfungen von Säuglingspflegerinnen folgendes verordnet:

§ 1. Zu den Prüfungen werden nur Frauen und Mädchen zugelassen, die nicht unter 19 und nicht über 40 Jahre alt sind.

§ 2. Die Prüfungen von Säuglingspflegerinnen werden vor einer Prüfungskommission in einem vom Staatsministerium zu bestimmenden Säuglingsheim abgehalten. Die Prüfungskommission besteht aus dem Medizinalreferenten im Großherzoglichen Staatsministerium, Departement des Innern, als Vorsitzenden, und dem Arzte des Säuglingsheims.

§ 3. Das Staatsministerium macht bekannt, wann Prüfungen abgehalten werden. Bis auf weiteres werden jährlich 2 Prüfungen, nämlich im Juni und Dezember, abgehalten.

§ 4. Die Zulassungsgesuche sind an den Vorsitzenden der Prüfungskommission unter Beifügung der erforderlichen Nachweise einzureichen.

Bewerberinnen, deren Zulassungsgesuche später als zwei Wochen vor dem Beginne der Prüfung eingehen, haben keinen Anspruch auf Berücksichtigung in der laufenden Prüfungsperiode.

§ 5. Dem Zulassungsgesuche sind beizufügen:

1. der Nachweis des Lebensalters,
2. ein behördliches Leumundszeugnis,
3. das Abgangszeugnis einer höheren Mädchenschule,
4. ein eigenhändig geschriebener Lebenslauf,
5. der Nachweis körperlicher und geistiger Tauglichkeit zur Säuglingspflege,
6. der Nachweis sechsmonatiger Teilnahme an einem zusammenhängenden Lehrgang in einem für diesen Zweck staatlich anerkannten Säuglingsheim.

Die Nachweise unter Nr. 5 und 6 werden geführt durch ein schriftliches Zeugnis desjenigen Arztes, der den Unterricht in der Säuglingspflege geleitet hat; sie sind von dem Arzte unmittelbar an den Vorsitzenden der Prüfungskommission zu übersenden; dieser entscheidet über die Zulassung.

---

[1]) Reg.-Bl. 1913, S. 299.

§ 6. Personen, die den vorgeschriebenen Lehrgang nicht zurückgelegt haben, können durch das Staatsministerium ausnahmsweise zur Prüfung zugelassen werden, wenn sie den Nachweis einer nach dessen Ermessen mindestens gleichwertigen Ausbildung in der Säuglingspflege beibringen. Die ärztliche Bescheinigung (§ 5 Nr. 5) muß von einem beamteten Arzt ausgestellt sein.

§ 7. Die Leitung der Geschäfte vor, während und nach der Prüfung liegt dem Vorsitzenden ob. Er ist befugt, im Falle der Behinderung des zweiten Mitglieds einen anderen Arzt zuzuziehen. Er beteiligt sich an den theoretischen Abschnitten der Prüfung, den praktischen Abschnitten wohnt er bei.

§ 8. Es sollen in der Regel nicht mehr als 4 Personen gleichzeitig geprüft werden.

Die Bewerberinnen werden spätestens eine Woche vor der Prüfung geladen; zugleich erhält die Leitung des Säuglingsheims Kenntnis von Tag und Stunde der Prüfung.

§ 9. Die Prüfung ist eine praktische und mündliche und erstreckt sich auf folgende Gegenstände:

a) die für die Pflege der Säuglinge notwendigen theoretischen Kenntnisse, insbesondere über den Bau, die Funktionen und die Entwicklung des Säuglings;
b) die praktische Tätigkeit in der Pflege des Säuglings bei Tag und Nacht; die praktischen Maßnahmen sollen rasch, sicher und schonend ausgeführt werden;
c) die Ernährung des gesunden Säuglings sowie die selbständige Zubereitung der künstlichen Säuglingsnahrung;
d) die Grundlehren der allgemeinen Hygiene, insonderheit über die Bedeutung der Wohnung und Kleidung für den Säugling;
e) die frühzeitige Erkennung von Gesundheitsstörungen, besonders von Ernährungsstörungen, und die ersten selbständigen Maßnahmen bei solchen Störungen bis zur Ankunft des Arztes, sowie die hauptsächlichen Grundsätze und Fertigkeiten in der Pflege des kranken Säuglings, soweit sie in der Familienpflege unter Leitung des Arztes notwendig sind.
f) die Erziehung der Kinder im ersten Lebensjahr;
g) die Reinigung des Zimmers und Instandhaltung der Kleider und Wäsche des Säuglings;
h) die Grundlehren der sozialen Fürsorge für Säuglinge und Mütter.

§ 10. Die Gegenstände und das Ergebnis der Prüfung werden für jede geprüfte Person in einer Niederschrift vermerkt, die von den beiden Mitgliedern der Prüfungskommission unterschrieben wird.

§ 11. Die Prüfung gilt als bestanden, wenn beide Prüfende dafür stimmen.

§ 12. Wenn die Prüfung bestanden ist, so reicht der Vorsitzende die Prüfungsverhandlungen an das Staatsministerium behufs staatlicher Anerkennung der Säuglingspflegerin ein.

Im Falle der Anerkennung wird ein Ausweis nach anliegendem Muster erteilt.

Tritt eine Bewerberin ohne eine nach dem Urteil der Prüfungskommission genügende Entschuldigung im Laufe der Prüfung zurück, so ist die Prüfung vollständig zu wiederholen.

Die Wiederholung der nicht bestandenen oder ohne Entschuldigung abgebrochenen Prüfung ist nicht öfter als zweimal und frühestens nach 6 Monaten, spätestens nach einem Jahr zulässig.

Ausnahmen können vom Staatsministerium aus besonderen Gründen gestattet werden.

§ 13. Wenn die Prüfung nicht bestanden ist, so wird die Geprüfte vom Vorsitzenden davon benachrichtigt und erhält die eingereichten Nachweise zurück, nachdem auf dem Zeugnisse des Säuglingsheims (§ 5 Nr. 6) ein Vermerk über den Ausfall der Prüfung gemacht und von der Prüfungskommission unterschrieben ist.

§ 14. Die in einem anderen Bundesstaat auf Grund mindestens gleicher Anforderungen erteilte Anerkennung als Säuglingspflegerin gilt auch für das Staatsgebiet des Großherzogtums.

§ 15. Die staatliche Anerkennung als Säuglingspflegerin kann von dem Staatsministerium zurückgenommen werden, wenn Tatsachen vorliegen, welche den Mangel derjenigen Eigenschaften dartun, die für die Ausübung dieses Berufes erforderlich sind, oder wenn die Pflegerin den in Ausübung der staatlichen Aufsicht erlassenen Vorschriften beharrlich zuwiderhandelt.

Einer in einem anderen Bundesstaat erfolgten Anerkennung kann unter denselben Voraussetzungen von dem Staatsministerium die Wirksamkeit für das Staatsgebiet des Großherzogtums entzogen werden. Die Entziehung ist der Behörde, welche die Anerkennung erteilt hat, zur Kenntnis zu bringen.

§ 16. Die Kosten der Prüfung, zu denen jede Bewerberin 12 M. beizutragen hat, werden vom Staatsministerium getragen.

Der Beitrag der Bewerberin ist spätestens am Tage vor der Prüfung an die Kassenverwaltung des Großherzoglichen Staatsministeriums Departement des Innern, Weimar, Fürstenhaus 3 Treppen, einzuzahlen.

Die Nichteinzahlung schließt von der Prüfung aus.

Der Beitrag kann bei Nachweis der Bedürftigkeit erlassen werden.

Weimar, den 23. Dezember 1913.

Großherzoglich Sächsisches Staatsministerium
Departement des Innern.
Unteutsch.

Muster.

Ausweis für staatlich anerkannte Säuglingspflegepersonen.

.... aus ...., welche vor der Großherzoglichen Prüfungskommission die Prüfung für Säuglingspflegepersonen mit der Zensur .... bestanden hat und die zur Ausübung des Säuglingspflegeberufs erforderlichen Eigenschaften besitzt, erhält hiermit die Bescheinigung, daß sie staatlich als Säuglingspflegerin anerkannt ist.

................., den .... 191..

....
(Unterschrift.)

(Dienststempel.)

Auszug aus der Verordnung des Senats in Hamburg vom 17. Februar 1915[1]), betreffend das untere Heil- und Pflegepersonal.

Der Senat verordnet auf Grund der §§ 7 und 10 der Medizinalordnung vom 29. Dezember 1899 über die Zulassung sowie über die Rechte und Pflichten des unteren Heil- und Pflegepersonals was folgt:

2. Für „geprüfte Säuglingspflegerinnen".

Besondere Bestimmungen für Säuglingspflegerinnen.

§ 33.

Der Kursus dauert ein Jahr. Während dieser Zeit erhalten die Schülerinnen in der ausbildenden Anstalt Wohnung und Verpflegung.

Vor Beginn des Kursus sind an Gebühren für die Ausbildung 30 M. zu entrichten. Außerdem ist für die Beköstigung in den ersten

[1]) Amtsblatt S. 129.

sechs Monaten ein Kostgeld, welches von der ausbildenden Anstalt im Einvernehmen mit dem Medizinalkollegium festgesetzt wird, zu zahlen.

Nach den ersten sechs Monaten erfolgt die Prüfung, nach deren Bestehen für weitere sechs Monate eine praktische Tätigkeit in der ausbildenden Anstalt stattfindet. Während dieser praktischen Tätigkeit wird den Teilnehmerinnen von der für die Beköstigung in den ersten sechs Monaten eingezahlten Summe ein Taschengeld von 10 M. für den Monat gezahlt. Im Falle der Ableistung des ganzen Kursjahres wird den Teilnehmerinnen eine weitere einmalige Vergütung in Höhe des von ihnen im ersten Halbjahr gezahlten Kostgeldes abzüglich des im zweiten Halbjahr erhaltenen Taschengeldes gewährt.

Die Aushändigung des Prüfungszeugnisses erfolgt ebenso wie die Rückzahlung des Beköstigungsgeldes nur nach Ableistung des ganzen Kursjahres.

§ 34.

Der Unterricht erstreckt sich auf die in § 29 für die Wochenpflegerinnen angeführten[1]) Fächer, aber unter besonderer Berücksichtigung der speziellen Aufgaben der Säuglingspflegerinnen.

---

[1]) a) Bau und Verrichtungen des menschlichen, insbesondere des weiblichen Körpers;

b) Hilfeleistungen und Verrichtungen der Wochenpflegerin (Katheterisieren, Scheidenspülungen, Klystiere, Temperaturmessen und Pulszählen, Einspritzungen unter die Haut, Anwendung von Bädern und von Wärme und Kälte auf einzelne Körperteile, Bereitung von Teeaufgüssen und Speisen für die Wöchnerin und von künstlicher Nahrung für das Kind);

c) Wundheilung, Wundkrankheit und Wundschutz;

d) regelmäßige Schwangerschaft (Entstehung und Dauer der Schwangerschaft, Veränderungen des Körpers in der Schwangerschaft, Lebensregeln für Schwangere);

e) regelmäßige Geburt (die austreibenden Kräfte, die reife Frucht, Hilfeleistung bei der Geburt);

f) regelmäßiges Wochenbett (die regelmäßigen Vorgänge bei Mutter und Kind, die Pflege der Wöchnerin und Neugeborenen);

g) die Krankheiten der Wöchnerinnen und der Neugeborenen (einschließlich Geschlechtskrankheiten);

h) die Desinfektionsanweisung für das untere Heil- und Pflegepersonal.

§ 35.

Die Prüfung zerfällt in einen praktischen und einen theoretischen Teil.

In dem praktischen Teil hat die Schülerin einige der den Säuglingspflegerinnen zustehenden Hilfeleistungen auszuführen.

In dem theoretischen Teil muß die Schülerin

1. durch Beantwortung mehrerer Fragen aus der Säuglingskunde nachweisen, daß sie den Inhalt ihres Lehrbuches in sich aufgenommen hat.

2. genügende Kenntnisse der gesetzlichen Bestimmungen und Verordnungen dartun, die für die geprüfte Säuglingspflegerin maßgebend sind.

§ 36.

Die Säuglingspflegerinnen sind, wenn sie nicht im Besitze des Prüfungszeugnisses für Krankenpflegerinnen sind, zur Krankenpflege nur bei Kindern der ersten Lebensjahre berechtigt.

§ 37.

Die Säuglingspflegerinnen haben den Anweisungen der Ärzte, als deren Gehilfinnen sie tätig sind, bei Ausübung ihres Berufes unbedingt Folge zu leisten.

IV. Dienstanweisungen für Anstaltspflegerinnen, für Säuglingsfürsorgerinnen und für Kreisfürsorgerinnen.

Zur Orientierung über die Dienstleistungen einer Anstaltspflegerin, einer Säuglingsfürsorgerin und einer Kreisfürsorgerin seien nachstehend als Beispiele die Dresdener, Nürnberger und badischen Dienstanweisungen wiedergegeben.

Schwesternordnung für das Säuglingsheim der Stadt Dresden.

(70. Ratsdrucksache 1912.)

§ 1.

Die Kinderpflege im Säuglingsheim der Stadt Dresden wird durch Schwestern ausgeübt.

Die Schwesternschaft des Säuglingsheims besteht aus der Oberschwester, ständigen und nichtständigen Schwestern.

§ 2.

Die Oberschwester und die ständigen Schwestern sind pensionsberechtigte Beamte der Stadt Dresden. Sie erhalten die im Besoldungsplane für ihre Stellen vorgesehenen Bezüge. Anstellung, Kündigung, Entlassung, Beurlaubung, Kranken-, Unfallfürsorge und Pensionierung regeln sich nach den Bestimmungen für die städtischen Beamten.

Ständige Stellen sollen nur solchen Schwestern übertragen werden, welche im Besitz des Ausweises für staatlich anerkannte Krankenpflegepersonen sind.

§ 3.

Das Säuglingsheim bildet geeignete junge Mädchen als Schwestern aus. Sie erhalten theoretische und praktische Unterweisung in der Pflege und Wartung eines gesunden und kranken Kindes, insbesondere des Säuglings, daß sie die Pflege selbständig zu übernehmen vermögen, und werden als nichtständige Schwestern nach Maßgabe der folgenden Bestimmungen beschäftigt.

§ 4.

Die Anmeldungen zur Ausbildung sind an die Verwaltung des Säuglingsheims zu richten. Die Verwaltung veranlaßt eine persönliche Vorstellung beim dirigierenden Arzte.

§ 5.

Zur Ausbildung werden in der Regel nur Mädchen im Alter von 18 bis 30 Jahren angenommen.

Der Anmeldung sind beizufügen:

a) Geburtsurkunde,
b) ein selbstverfaßter und selbstgeschriebener Lebenslauf,
c) Schulzeugnisse und Zeugnisse über die weitere Tätigkeit und Ausbildung; Besuch der höheren Töchterschule ist erwünscht,
d) ein ärztliches Gesundheitszeugnis,
e) Führungszeugnis,
f) bei Minderjährigen die Einwilligung der Eltern oder des Vormundes,
g) eine Photographie.

Über die Aufnahme wird von der Verwaltung nach Gehör des dirigierenden Arztes entschieden. Die Aufgenommenen haben sich vor Dienstantritt durch den dirigierenden Arzt auf ihren Gesundheitszustand untersuchen zu lassen.

§ 6.

Wird die Bewerberin aufgenommen, so hat sie sich schriftlich zu verpflichten, 2 Jahre im Dienste des Säuglingsheimes zu verbleiben. Zur Sicherstellung dieser Verpflichtung sind 150 M. zu hinterlegen, welche zinsbar angelegt und nach Ablauf der 2jährigen Lehrzeit zurückgezahlt werden. Die Zinsen werden auf Antrag am Jahresschlusse ausgezahlt.

§ 7.

Die zur Ausbildung zugelassenen Mädchen führen die Bezeichnung Schwester.

Die Ausbildung der Schwestern erstreckt sich auch auf die wirtschaftlichen Angelegenheiten der Kinderbehandlung. Sie sollen auch in der Behandlung der Wäsche, Reinhaltung der Krankenzimmer und Bereitung der Kinderkost so ausgebildet werden, daß sie befähigt sind, gesunde Kinder von der Geburt an sachgemäß zu verpflegen und bei kranken Kindern eine allen Anforderungen entsprechende Krankenpflegerin zu sein. Der Unterricht erstreckt sich auch auf die Grundzüge der Pädagogik.

Der Unterricht wird vom dirigierenden Arzte oder nach dessen Anweisung von den Hilfsärzten oder der Oberschwester erteilt und findet im ersten Lehrjahre in der Regel zweimal in der Woche statt.

Den Schwestern ist gestattet, die letzten Monate ihrer Lehrzeit zur Erlernung der Wochenpflege in der Königlichen Frauenklinik abzuleisten.

§ 8.

Die ersten 3 Monate nach dem Eintritte gelten als Probezeit. Die Verwaltung ist berechtigt, innerhalb dieser Zeit eine Schwester nach Gehör des dirigierenden Arztes ohne Kündigung und ohne Angabe näherer Gründe unter Rückgewähr der Sicherheit zu entlassen.

Nach Ablauf der Probezeit kann das Dienstverhältnis nur nach einmonatiger Kündigung, die nur für den Schluß eines Kalendermonats erfolgen kann, aufgelöst werden. Kündigt die Verwaltung, so ist die Sicherheit zurückzuzahlen, bei Kündigung der Schwester verfällt die Sicherheit der Stadt Dresden zugunsten des Anstaltsfonds für das Säuglingsheim.

Wird die Schwester nach Ablauf von 2 Jahren weiter in städtischen Diensten behalten, ohne daß ihr eine ständige Stelle übertragen wird, so unterliegt das Dienstverhältnis ebenfalls beiderseitiger einmonatiger Kündigung für den Schluß eines Kalendermonats.

§ 9.

Die Schwestern erhalten im Säuglingsheim freie Kost, Wohnung, Heizung, Beleuchtung und Wäschereinigung. Nach Ablauf der ersten 6 Monate erhalten diejenigen, die in der Ausbildung genügend fortgeschritten sind, ein Taschengeld von 10 M. monatlich. Nach einer Dienstzeit von 12 Monaten wird das Taschengeld auf 15 M. und nach 18 Monaten auf 20 M. monatlich erhöht. Bleibt die Schwester nach 2 Jahren noch im Dienste des Säuglingsheims, so erhält sie im 3. Dienstjahre eine monatliche Vergütung von 30 M. und im 4. Dienstjahre eine solche von 40 M. Für die weitere Dienstzeit unterliegt die Vergütung besonderer Vereinbarung.

Die Zahlungen erfolgen nachzahlungsweise am Monatsschlusse. Ist der Diensteintritt bis zum 15. Tage eines Monats erfolgt, so wird dieser Monat voll gerechnet, andernfalls beginnt die Frist für Gewährung des Taschengeldes und für die weitere Aufrückungsfrist mit dem 1. Tage des folgenden Monats.

Während der Tätigkeit in der Frauenklinik fallen die Bezüge aus der Stadtkasse weg. Die Zeit dieser Tätigkeit wird aber bei der Aufrückung angerechnet.

§ 10.

Die Schwestern haben im Dienste die vorgeschriebene Anstaltskleidung zu tragen. Diese wird von der Anstalt geliefert. Die Schwestern haben dafür beim Dienstantritte eine Abnutzungsgebühr von 30 M. an die Anstaltskasse zu entrichten. Wird eine Schwester innerhalb der ersten 3 Monate nach dem Diensteintritte entlassen, so werden 20 M. zurückerstattet.

Die Kleidungsstücke verbleiben Eigentum der Anstalt.

Für Beschaffung des Schuhwerks und der Leibwäsche haben die Schwestern selbst Sorge zu tragen. Von jeder Wäschegattung sollen sie mindestens 6 Stück besitzen.

Die Schwestern haben beim Diensteintritte noch einen Serviettenring, ein Eßbesteck und im Bedarfsfalle ein Federdeckbett mitzubringen.

Außerhalb der Anstalt ist eine nicht auffallende Privatkleidung zu tragen.

§ 11.

Die Schwestern haben die ihnen übertragenen Dienste treu und gewissenhaft zu erfüllen, die hierbei ihnen bekannt gewordenen und Geheimhaltung erfordernden Angelegenheiten an niemand, außer wer solche zu wissen berechtigt ist, zu offenbaren und den Anordnungen ihrer Dienstvorgesetzten nachzukommen.

Die unmittelbare Dienstvorgesetzte ist die Oberschwester. In Angelegenheiten der Krankenbehandlung und des Stationsdienstes haben die Schwestern den Anordnungen der Hilfsärzte Folge zu leisten.

Der regelmäßige Dienst beginnt früh 6 und endet abends 7 Uhr. Die Schwestern sind jedoch verpflichtet, in Ausnahmefällen auch über diese Zeit hinaus tätig zu sein. Die Schwestern haben abwechselnd Nachtdienst zu verrichten, sind dann aber in der Regel vom Tagesdienste befreit.

Die Schwestern sind der Hausordnung unterworfen und haben alle mit der Kinderpflege auf der Station zusammenhängenden Arbeiten zu verrichten. Mit dem Anstaltseigentum ist schonend, sparsam und pfleglich umzugehen. Wird durch ihre Schuld der Anstalt Schaden zugefügt, so haben sie Ersatz zu leisten.

Die Schwestern haben ihre Wohnzimmer stets sauber und in Ordnung zu erhalten. Die Instandsetzungsarbeiten sind alsbald nach dem Aufstehen zu verrichten. Zimmergenossinnen haben die Arbeiten abwechselnd zu besorgen.

Die Schwestern haben auf Veranlassung der Verwaltung oder des dirigierenden Arztes auch vorübergehend Pflege kranker Kinder in Familien oder in städtischen Anstalten zu übernehmen.

§ 12.

Die Schwestern dürfen während der geordneten Dienststunden ihren Dienst ohne Genehmigung der Oberschwester für längere Dauer nicht verlassen.

Die Schwestern haben in der Regel täglich eine Freistunde und wöchentlich einen freien Nachmittag. In besonderen Fällen kann die Oberschwester Urlaub bis zu einem Tage bewilligen, falls für Vertretung gesorgt ist. Die Schwestern haben die Oberschwester über das Ziel ihrer Ausgänge in Kenntnis zu setzen und nach Rückkehr einen Eintrag in das Urlaubsbuch zu machen.

Im 1. Dienstjahre wird Erholungsurlaub in der Regel nicht gewährt. Später erhalten die Schwestern alljährlich einen Erholungsurlaub bis zu 3 Wochen.

Besuche in der Anstalt dürfen die Schwestern nur nach Meldung bei der Oberschwester empfangen.

Für die Dauer des Erholungsurlaubs werden Taschengeld und Vergütung fortgezahlt.

§ 13.

Die Schwestern sind für die Dauer ihrer Beschäftigung im Säuglingsheim bei der städtischen Betriebskrankenkasse gegen Krankheit versichert. Sie unterliegen der gesetzlichen Invalidenversicherung.

Die Beiträge zur Kranken- und Invalidenversicherung übernimmt die Stadtgemeinde, solange die Schwestern im Säuglingsheim oder in einer städtischen Anstalt in nichtständigen Stellen tätig sind.

Nach dem Übertritt in die Frauenklinik können die Schwestern auf ihre Kosten freiwilliges Mitglied der Betriebskrankenkasse bleiben, sofern sie dies innerhalb 8 Tagen beim Kassenvorstande erklären.

Soweit die Schwestern nicht schon unfallversicherungspflichtig sind, sind sie nach Maßgabe des Gesetzes, die Unfallfürsorge für Beamte betreffend, vom 1. Juli 1902, gegen Unfallfolgen im städtischen Dienste versichert.

Solange den Schwestern nicht eine ständige Dienststelle im städtischen Dienste übertragen ist, stehen ihnen weder Ansprüche auf Pension noch auf Ruhestandsunterstützung oder Ruhelohn zu.

§ 14.

Bei leichteren Erkrankungen können die Schwestern mit Zustimmung des dirigierenden Arztes im Säuglingsheime verpflegt und von den Anstaltsärzten behandelt werden. Bei schweren und ansteckenden Erkrankungen haben sie sich nach Anordnung des dirigierenden Arztes Überführung in ein Stadtkrankenhaus gefallen zu lassen, wenn sie nicht selbst für ihre Verpflegung außerhalb der Anstalt sorgen. Die Angehörigen sind vor der Überführung zu benachrichtigen.

Die Verpflegung erfolgt in der II. Pflegekasse zu Lasten der Krankenkasse. Wünschen die Schwestern Verpflegung in der I. Klasse, so haben sie den von der Krankenkasse nicht gedeckten Betrag des Pflegsatzes selbst zu tragen.

Für die Dauer der Erkrankung, jedoch nicht länger als auf 8 Wochen, werden die Vergütungen fortgezahlt. Leistungen der Krankenkasse, der die Schwestern als Pflichtmitglieder angehören, können angerechnet werden.

§ 15.

Alle Beschwerden der Schwestern und Anträge an den Rat sind auf dem Dienstwege durch die Oberschwester an den dirigierenden Arzt zu leiten.

§ 16.

Nach Ablauf des ersten Lehrjahres werden die Schwestern einer praktischen und theoretischen Prüfung durch den dirigierenden Arzt im Säuglingsheime unterzogen. Nach Bestehen der Prüfung erhalten die Schwestern eine Brosche, die Anstaltseigentum verbleibt. Nach Ablauf des 2. Dienstjahres wird ihnen auf Antrag ein Zeugnis ausgestellt.

Nach Bestehen der Prüfung und Vollendung des 20. Lebensjahres können die Schwestern zu der beim Krankenhause Johannstadt bestehenden Krankenpflegeschule zur Ablegung der Prüfung für die staatliche Anerkennung als Krankenpflegeperson zugelassen werden.

Die Schwestern haben sich zu verpflichten, ein Jahr zur Ausbildung an der Krankenpflegeschule teilzunehmen, sich danach der Prüfung zur Erlangung als staatlich anerkannte Krankenpflegeperson zu unterziehen und nach Ableistung der Prüfung weitere zwei Jahre im städtischen Dienste zu verbleiben.

Zur Sicherstellung dieser Verpflichtung sind 300 M. zu hinterlegen. Die Leistung der Sicherheit kann dergestalt nachgelassen werden, daß von den zu gewährenden Bezügen im 1. Jahre monatlich 5 M. und im 2. und 3. Jahre monatlich 10 M. zurückbehalten werden.

Werden die Schwestern im Lehrgange der Krankenpflegeschule im Krankenhause Johannstadt beschäftigt, so erhalten sie im 1. Halbjahre 20 M., im 2. Halbjahre 25 M. Monatsvergütung neben freier Kost, Wohnung, Heizung, Beleuchtung und Wäschereinigung.

§ 17.

Nach Ablegung der Prüfung vor der für die Krankenpflegeschule eingesetzten Prüfungskommission werden die Schwestern vorzugsweise bei Besetzung erledigter ständiger Stellen im städtischen Krankenpflegedienste berücksichtigt.

Über die bei Eintritt in die Krankenpflegeschule gestellte Sicherheit gelten die in den Bestimmungen für die Krankenpflegeschule gegebenen Vorschriften.

Dresden, den 22. Juni 1912.

Der Rat zu Dresden,
Krankenpflegamt.
Dr. Hübert.

Dienstanweisung für die Oberschwester und die Schwestern der städtischen Säuglingsfürsorge in Nürnberg.

Verfügung des Magistrats vom 17. März 1914.

Allgemeines.

§ 1. Auf Grund der Art. 72 ff. der Gemeindeordnung sind die Oberschwester und die Schwestern für Säuglingsfürsorge dem Stadtmagistrat Nürnberg dienstlich unterstellt und nach Maßgabe gegenwärtiger Dienstanweisung zum Gehorsam gegenüber dessen Anordnungen verpflichtet. Ihre unmittelbaren Vorgesetzten sind der magistratische Berichter und der Pfleger für die Säuglingsfürsorge.

§ 2. Die Stellen der Oberschwester und Schwestern für Säuglingsfürsorge sind in die Klasse 16 der Gehaltsordnung für die städtischen Beamten eingereiht[1]).

Die Anstellung erfolgt auf eine einjährige Probezeit, während welcher das Verhältnis jederzeit gelöst werden kann. Nach dieser Zeit

[1]) Das Anfangsgehalt beträgt 1300 M. und steigt in dreijährigen Vorrückungen von 100 M. bis zu einem Höchstgehalt von 2000 M.

gilt monatliche Kündigung. Im übrigen ist das Dienstverhältnis stets widerruflich.

Die Säuglingsfürsorgerinnen haben der städtischen Pensionsanstalt nach Maßgabe der Satzungen derselben beizutreten; Pensionsbeiträge werden nicht erhoben. Pensionsansprüche werden nach 10jähriger Dienstzeit erreicht.

§ 3. Die Oberschwester und Schwestern haben über ihre Tätigkeit ein Tagebuch zu führen, in welches die einzelnen täglichen Dienstleistungen einzutragen sind. Dieses ist dem magistratischen Berichter auf Verlangen zur Einsichtnahme vorzulegen.

§ 4. Die Oberschwester und die Schwestern erhalten in der Regel alljährlich einen Erholungsurlaub. Während dieser Zeit sowie in Krankheitsfällen oder bei sonstiger Verhinderung haben sie sich gegenseitig zu vertreten. Die Vertretung der Oberschwester bestimmt der magistratische Berichter.

§ 5. Die Oberschwester und Schwestern haben ihre ganze Kraft der Säuglingsfürsorge zu widmen und ihre dienstlichen Obliegenheiten mit größter Gewissenhaftigkeit, Sorgfalt und Pünktlichkeit zu verrichten.

Jeder Nebenverdienst ist ihnen verboten.

§ 6. Die Oberschwester und Schwestern haben das Amtsgeheimnis zu wahren. Es ist ihnen deshalb untersagt, über Verhältnisse irgendwelcher Art, welche ihnen in Ausübung ihres Dienstes bekannt werden, unbeteiligten Personen gegenüber Aussagen zu machen.

§ 7. Den Anordnungen der Ärzte der Mutterberatungsstellen haben die Oberschwester und Schwestern gewissenhaft Folge zu leisten, den Rat und Hilfe suchenden Müttern gegenüber haben sie ein williges und freundliches Benehmen an den Tag zu legen.

Auch sollen sie danach streben, die Vertrauten der Mütter bei der Pflege ihrer Säuglinge zu werden.

§ 8. Die Oberschwester und Schwestern sind verpflichtet, dem magistratischen Berichter sofort Mitteilung zu machen, wenn in dem Hause, welches sie bewohnen, eine ansteckende Krankheit ausbricht.

§ 9. Die Oberschwester und Schwestern haben im Dienste die vorgeschriebene Kleidung zutragen.

A. Allgemeine Diensteaufgaben.

§ 10. Die Diensteaufgaben der Oberschwester und der Schwestern teilen sich in einen inneren und äußeren Dienst.

Der innere Dienst umfaßt die Tätigkeit in den Sprechstunden, die Führung der Personal- und Quittungsbögen, die Auszahlung der bewilligten Stillunterstützungen, die Abgabe der Milchgutscheine und die Ablieferung der hieraus erzielten Einnahmen an die Stadthauptkasse, die erforderlichen Abrechnungs- und die sonstigen schriftlichen Arbeiten.

Der äußere Dienst besteht in der Überwachung der Mütter und Säuglinge durch Hausbesuche sowie in der Werbearbeit.

B. Statistische Arbeiten.

§ 11. Die statistischen Arbeiten, die von der Oberschwester und den Schwestern zu erledigen sind, bleiben auf das allernotwendigste Maß beschränkt. Die erforderlichen Unterweisungen erhalten die Genannten im Statistischen Amt. Auf Verlangen sind diesem Amte die Personal- und Quittungsbögen zu überlassen.

C. Hausbesuche.

§ 12. Eine große Bedeutung kommt den Besuchen zu. Nur durch Fühlungnahme mit den Müttern, durch Beratung und regelmäßige Hausbesuche kann die Fürsorgearbeit gefördert werden. Es wird daher von jeder Schwester und der Oberschwester gefordert, daß sie Mütter und Säuglinge in ihren Wohnungen möglichst oft aufsuchen.

In den Wohnungen der Mütter, welche einen Säugling das erste Mal in der Mutterberatungsstelle vorstellen, ist binnen 8 Tagen Nachschau zu halten. In der Folgezeit sind nach Anweisung des Arztes in regelmäßigen Zwischenräumen, mindestens aber alle 4 Wochen, Hausbesuche zu machen.

Werden bei diesen Besuchen Mißstände angetroffen, die auf die Gesundheit von Mutter und Kind einwirken oder einwirken können, so sind diese im Benehmen mit den Ärzten der Mutterberatungsstellen, wenn nötig im Benehmen mit dem magistratischen Berichter, abzustellen. Gegebenenfalls sind die Fürsorgestellen für Lungen- und Alkoholkranke, die Krüppel- oder Jugendfürsorge zu verständigen. Über alle Besuche und die hierbei gemachten Wahrnehmungen sind in den Personalbögen kurze Vermerkungen zu machen.

D. Werbetätigkeit.

§ 13. Auch der Werbearbeit ist weitestgehende Beachtung zu schenken. Ein großer Teil jener Personenkreise, zu deren Nutz und Frommen die Mutterberatungsstellen eingerichtet wurden, steht dieser segensreichen Einrichtung gleichgültig gegenüber. Sollen aber die Mutterberatungsstellen ihren Zweck erfüllen, so muß besonders darauf hingearbeitet werden, daß die Minderbemittelten in Fragen der Säuglingspflege die Mutterberatungsstellen möglichst in Anspruch nehmen. Die werbende Tätigkeit sei daher eine der vornehmsten Aufgaben der Oberschwester und Schwestern.

Die zur Ausübung dieser Tätigkeit erforderlichen Angaben über Namen, Stand und Wohnung der Wöchnerinnen werden täglich der Oberschwester übermittelt, welche diese Mitteilungen an die zuständige Schwester weitergibt. Jede Schwester erhält einen bestimmten Stadtbezirk zugewiesen, innerhalb dessen sie ihre Werbetätigkeit zu entfalten hat.

Über alle Werbebesuche ist ein Buch zu führen und über jeden einzelnen Besuch das vorgeschriebene Formblatt auszufüllen. Das betreffende Buch sowie die ausgefüllten Formblätter sind allmonatlich dem Berichter vorzulegen.

In allen Fragen der Werbetätigkeit ist nach den Weisungen des Berichters bzw. der Oberschwester zu verfahren.

E. Besondere Dienstesaufgaben der Oberschwester.

§ 14. Die Oberschwester ist die Vorgesetzte der Schwestern.

Sie ist für den ungestörten Gang der Geschäfte verantwortlich. Im Benehmen mit dem Berichter verteilt sie die Geschäfte unter die Schwestern, überwacht, soweit angängig, deren Tätigkeit und vermittelt den dienstlichen Verkehr zwischen den Schwestern und dem Magistrat.

Der Oberschwester obliegt ferner die Auszahlung der Vorschüsse an die einzelnen Schwestern sowie die Herstellung der Vierteljahrsabrechnung auf Grund der von den Schwestern binnen 5 Tagen nach Umfluß eines jeden Kalendervierteljahres ihr vorzulegenden Zusammenstellungen über die im abgelaufenen Vierteljahre ausbezahlten Geldunterstützungen und unentgeltlich verabfolgten Milchgutscheine. Diese Vierteljahrsabrechnungen sind innerhalb 14 Tagen nach Vierteljahrsabschluß dem Magistrat vorzulegen.

Ferner hat sich die Oberschwester von Zeit zu Zeit über die richtigen Bestände an Geld und Milchgutscheinen bei den einzelnen Schwestern zu vergewissern und zu diesem Zweck unvermutet Nachschau zu halten.

Neben diesen Arbeiten hat die Oberschwester, soweit es ihr möglich ist, in einer Mutterberatungsstelle tätig zu sein und Hausbesuche zu machen.

§ 15. Zur Bestreitung der Ausgaben für einmalige und laufende Stillunterstützungen erhält die Oberschwester jeden Dienstag vormittag auf besondere, von dem Berichter in Gemeinschaft mit dem Pfleger auszustellende Anweisung einen Barvorschuß in entsprechender Höhe von der Stadthauptkasse ausbezahlt.

Über diese Vorschüsse und deren Verwendung hat die Oberschwester eine Nachweisung zu führen, die nach Umfluß einer jeden Woche (also Montag abend) abzuschließen ist. Hierbei ist auf den erhaltenen Vorschuß abzurechnen und der verbleibende Rest des Vorschusses für die kommende Woche vorzutragen. Allwöchentlich ist diese Nachweisung dem Berichter zur Kenntnisnahme vorzulegen.

Auf Verlangen ist sie dem Rechnungsprüfungsamt jederzeit zur Prüfung zu überlassen.

§ 16. Die Vorschüsse sowie die Einnahmen aus dem Verkauf der Milchgutscheine hat die Oberschwester von ihren Privatgeldern getrennt aufzubewahren und stets unter sicherem Verschluß zu halten. Es ist streng untersagt, diesen amtlichen Geldern Beträge, und wenn auch nur vorübergehend, zu Privatzwecken zu entnehmen. Auch die Milchgutscheine sind so zu verwahren, daß jeder Mißbrauch ausgeschlossen ist. Für allen Schaden, der infolge Untreue oder fahrlässiger Verwaltung der Amtsgelder usw. entsteht, hat die Oberschwester aufzukommen. Strafrechtliche Verfolgung bleibt in allen Fällen vorbehalten.

F. Besondere Dienstesaufgaben der Schwestern.

§ 17. Für jede Mutterberatungsstelle wird von der Oberschwester im Benehmen mit dem Berichter eine Schwester bestimmt, welche die Geldunterstützungen auszubezahlen, die Milchgutscheine zu verabreichen und sämtliche Rechnungsgeschäfte zu erledigen hat.

§ 18. Diese Schwestern erhalten vor Beginn einer jeden Sprechstunde von der Oberschwester einen Barvorschuß ausgehändigt, dessen Empfang in der oben erwähnten Nachweisung, welche die Oberschwester zu führen hat, bestätigt werden muß.

Mit der erforderlichen Zahl von Milchgutscheinen, welche von der städtischen Aufschlagseinnehmerei gegen Empfangsbestätigung abgegeben werden, haben sie sich rechtzeitig zu versehen.

§ 19. Zu den festgesetzten Sprechstunden haben sich die Schwestern so rechtzeitig einzufinden, daß sie die etwa noch erforderlichen Vorarbeiten vorher treffen können.

Den mit dem Wiegen der Säuglinge betrauten Schwestern wird größte Genauigkeit in der Gewichtsermittelung zur Pflicht gemacht.

Die Ernährungsverordnungen der Ärzte sind genauestens auszuführen, insbesondere sind nur Gutscheine für Milch von derjenigen Beschaffenheit und Gewichtsmenge abzugeben, die der Arzt für angezeigt gefunden hat.

Milchgutscheine dürfen für Säuglinge in der Regel nicht über deren erstes Lebensjahr hinaus gewährt werden.

Personen mit einem Jahreseinkommen bis zu 1500 M. haben für die Tagesnahrung 20 Pf., Personen mit einem jährlichen Einkommen von 1501 M. bis 2000 M. haben 25 Pf. zu bezahlen.

Die Personal- und Quittungsbögen sind sorgfältig, deutlich und gewissenhaft unter möglichster Vermeidung von Korrektur auszufüllen und dem Arzt zur Antragstellung sowie dem Berichter zur Vorbescheidung rechtzeitig vorzulegen.

Sind Korrekturen unbedingt notwendig, so sind sie derart zu bewerkstelligen, daß das Ausgestrichene lesbar bleibt.

Bei der Auszahlung der Stillunterstützungen ist mit Sorgfalt zu verfahren. Die Schwestern haben besonders darauf zu sehen, daß diejenigen Mütter, welche fortlaufend die Unterstützungen erhalten, ihre Kinder wöchentlich, diejenigen, welche Milchgutscheine bekommen, ihre Kinder alle 14 Tage in die Sprechstunden verbringen.

Bei Vorliegen besonderer Gründe kann der Arzt ausnahmsweise von einem Besuche befreien.

Höhere Beträge, als sie der Berichter bewilligt hat, dürfen nicht ausgezahlt werden. Für allenfallsige Mehrzahlungen haften die Schwestern. Ebenso unstatthaft sind Minderzahlungen.

Über jede ausgezahlte Stillunterstützung sowie über jede Abgabe von Gutscheinen für Freimilch ist eine Empfangsbestätigung zu erbringen. Hierbei ist zu beachten, daß die Unterschriften der Mütter den voll ausgeschriebenen Vor- und Familiennamen enthalten. Bei Schreibunfähigkeit der Geldempfängerin genügt ein Handzeichen, z. B. 3 Kreuze, wobei aber die Schreibunfähigkeit von der am Auszahlungsgeschäft nicht beteiligten Schwester zu bestätigen ist. In den Fällen, in denen Beauftragte der Mütter erschienen sind, müssen diese bei der Empfangsbestätigung stets den Namen der Auftraggeberin beisetzen (z. B. Anna Hofmann für Marie Schmidt).

§ 20. Bei der Auszahlung von Geldunterstützungen etwa verbliebene Restbeträge sind nach Beendigung der Vormittagssprechstunde noch am gleichen Tage, nach Beendigung der Nachmittagssprechstunde spätestens am nächsten Vormittag an die Oberschwester zurückzuliefern.

Die Einnahmen aus dem Verkauf der Milchgutscheine sind in einer Abrechnungsliste unter Bezeichnung der Anzahl und der Nummern der verkauften Scheine vorzutragen und wöchentlich an die Stadthauptkasse abzuführen. Für jede Mutterberatungsstelle ist eine Abrechnungsliste anzulegen. Auch die unentgeltlich abgegebenen Milchgutscheine sind hierin summarisch vorzutragen.

§ 21. Die Schwestern haben die Vorschüsse sowie die Einnahmen aus dem Verkauf der Milchgutscheine von ihren Privatgeldern getrennt aufzubewahren und stets unter sicherem Verschluß zu halten. Es ist streng untersagt, den amtlichen Geldern Beträge, wenn auch nur vorübergehend, zu Privatzwecken zu entnehmen. Auch die Milchgutscheine sind so zu bewahren, daß jeder Mißbrauch ausgeschlossen ist. Für allen Schaden, der aus Untreue oder fahrlässiger Verwaltung dieser Amtsgelder usw. entsteht, haben die Schwestern aufzukommen. Strafrechtliche Verfolgung bleibt in allen Fällen vorbehalten.

§ 22. Nach Umfluß eines jeden Vierteljahres sind die Gesamtsummen der für jeden Säugling aufgewendeten Unterstützungen sowie die Zahlen der Gutscheine für Freimilch in eine Zusammenstellung aufzunehmen; diese ist binnen 5 Tagen der Oberschwester vorzulegen.

§ 23. Die Personal- und Quittungsbögen sind nach Erledigung des Unterstützungsfalles ein Jahr lang aufzubewahren und sodann an die Hauptregistratur abzugeben.

Unter allen Umständen muß darauf gesehen werden, daß keine Personal- und Quittungsbögen zu Verlust gehen, es muß daher mit größter Vorsicht verfahren werden.

Dem städtischen Rechnungsprüfungsamt müssen sämtliche Bögen jederzeit zur Verfügung gestellt werden.

§ 24. Auf Verlangen der Oberschwester haben sich die Schwestern jederzeit über den Bestand an Vorschüssen, Milchgutscheinen und Einnahmen aus deren Verkauf auszuweisen.

Dienstanweisung für die Kreisfürsorgeschwestern im Großherzogtum Baden.

§ 1.

Aufgabe der Kreisfürsorgerin ist es, als Fürsorgeschwester sowohl als auch als Wanderlehrerin Verständnis und Kenntnis der elementaren Grundsätze der Säuglingspflege und der allgemeinen Hygiene, soweit sie im inneren Zusammenhang mit der Säuglingsfürsorge steht, zu vermitteln.

§ 2.

Die Kreisfürsorgeschwester ist, sofern sie Angestellte des Kreises ist, in disziplinarer Hinsicht dem Vorsitzenden des Kreisausschusses unterstellt, andernfalls dem Landesausschuß für Säuglingsfürsorge in Baden bzw. dessen Geschäftsausschuß (die Abteilung VI des Badischen Frauenvereins).

§ 3.

Die Kreisfürsorgeschwester hat ihren Wohnsitz in dem betreffenden Kreis zu nehmen und von da aus ihre Arbeit auf die einzelnen Gemeinden zu verteilen.

§ 4.

Ihr liegt im einzelnen ob:

a) Die Einrichtung und Abhaltung von ärztlich geleiteten Mutterberatungsstunden, in welchen den Müttern nicht kranker kleiner Kinder Rat und Belehrung über Säuglingspflege und Ernährung unter besonderer Berücksichtigung der natürlichen Ernährung erteilt wird. Kranke Kinder sind in diesen Stunden nicht zur Behandlung zu übernehmen, sie sind vielmehr an den Haus- oder Kassenarzt zu verweisen. Die Beratungsstunden sind in der Regel nur in Gemeinden mit über 3000 Einwohnern einzurichten.

Die Organisation dieser Beratungsstellen ist Aufgabe der Kreisfürsorgeschwester. Die Mithilfe der Gemeindevorstände ist Voraussetzung.

Für jedes Besuchskind ist ein Bogen anzulegen, in den bei jedesmaligem Besuch der Befund einzutragen ist. Nötigenfalls ist die Beratung der besuchenden Mütter durch Hausbesuche zu ergänzen.

Über die einzelnen Beratungsstunden ist ein Verzeichnis über Zeit und Besuch zu führen.

b) Kurse zur Belehrung der Mütter an der Hand von praktischen Übungen (Mutterkurse).

c) Die Überwachung der in den ersten 2 Lebensjahren stehenden, in ihrem Tätigkeitsbereich untergebrachten Ziehkinder. Die Fürsorgeschwester hat diese Kinder regelmäßig zu besuchen und bei Beobachtung von Mißständen die nötigen Schritte zu deren Abhilfe zu treffen. Bei der Überwachung der Ziehkinder wird sich ein Zusammengehen mit den Vertretern des Gemeindewaisenrats empfehlen.

Von seiten der Bürgermeisterämter wird der Fürsorgeschwester fortlaufend ein Verzeichnis der in jeder Gemeinde befindlichen Zieh- und unehelichen Kinder übermittelt. Dieses Verzeichnis ist gegebenenfalls durch persönliche Feststellungen zu ergänzen. Für jedes dieser Kinder ist ein Bogen anzulegen, in dem die einzelnen Besuche unter Angabe des Datums und des Befundes einzutragen sind. Der erste Besuch soll baldmöglichst nach erfolgter Geburt bzw. Übersiedelung stattfinden.

Die Kreisschwester hat außerdem jede sich bietende Gelegenheit zu ergreifen, um an der Hebung der gesundheitlichen Verhältnisse ihres Bezirks mitzuarbeiten. Sie wird Rat und Auskunft erteilen und Hilfe vermitteln, soweit es in ihren Kräften steht. Sie wird in taktvoller Weise versuchen, zum Zwecke gemeinsamer Arbeit Beziehungen mit den örtlichen Frauenvereinen, Behörden, Ärzten, Geistlichen, Schulleitern, Gemeindeschwestern, Hebammen, Vereinen, den Trägern von Wohlfahrtseinrichtungen usw. anzubahnen und zu pflegen.

Nicht ein der Armenunterstützung verwandtes Eingreifen kann Aufgabe der Kreisschwester sein. Aber sie soll ein Verbindungsglied bilden zwischen den Hilfsbedürftigen — Müttern nnd Kindern — einerseits und den zur Hilfe Berufenen, den Gemeinden, Vereinen, Geistlichen und Ärzten andererseits.

§ 5.

Über ihre Arbeit hat die Kreisschwester ein Tagebuch zu führen, das täglich abzuschließen und auf Verlangen der vorgesetzten Behörde vorzulegen ist.

§ 6.

Nach Umfluß des Jahres hat sie über ihre Tätigkeit einen zusammenfassenden Jahresbericht zu fertigen und der ihr vorgesetzten Behörde jeweils längstens bis 1. April jeden Jahres einzusenden.

§ 7.

Für ihre Tätigkeit hat sie außer einem vertraglich festzusetzenden Jahresgehalt noch den Ersatz ihrer Barauslagen für Dienstreisen innerhalb ihres Kreises sowie zur Jahresversammlung zu beanspruchen. Höhe und Art der Auszahlung richten sich nach dem Anstellungsvertrag. In diesem sind ebenso eventuelle nähere Bestimmungen über Art und Dauer des jährlichen Urlaubs sowie über Aufnahme in Kranken-, Invaliden- und Altersversicherung aufzunehmen.

§ 8.

Die Kreisschwester ist verpflichtet, bei Ausübung des Dienstes die vom Landesausschuß vorgeschriebene Tracht zu tragen.